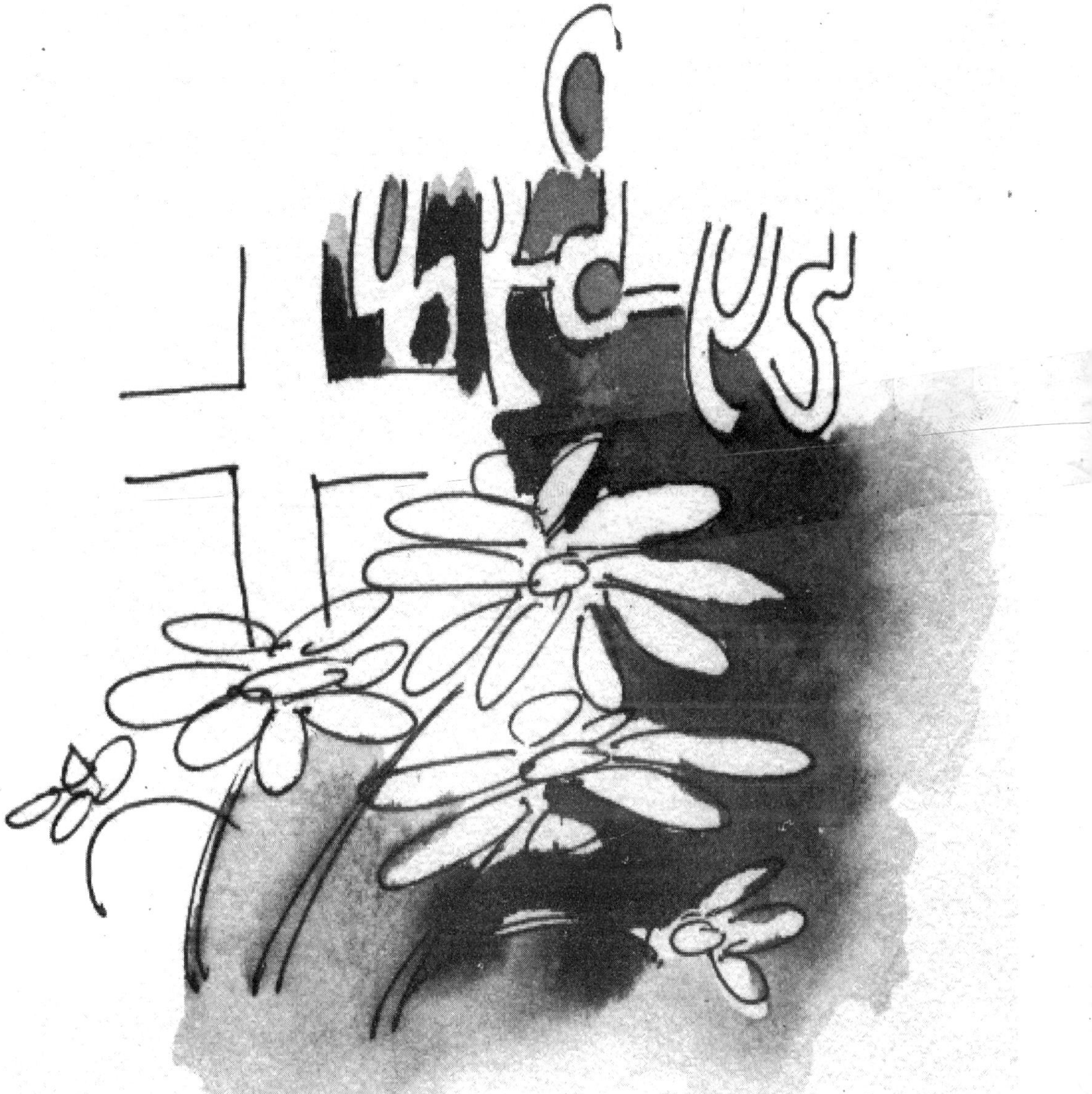

डॉ. यतीश अग्रवाल

एम.बी.बी.एस., एम.डी. (दिल्ली)
विज्ञान वाचस्पति (इलाहाबाद)

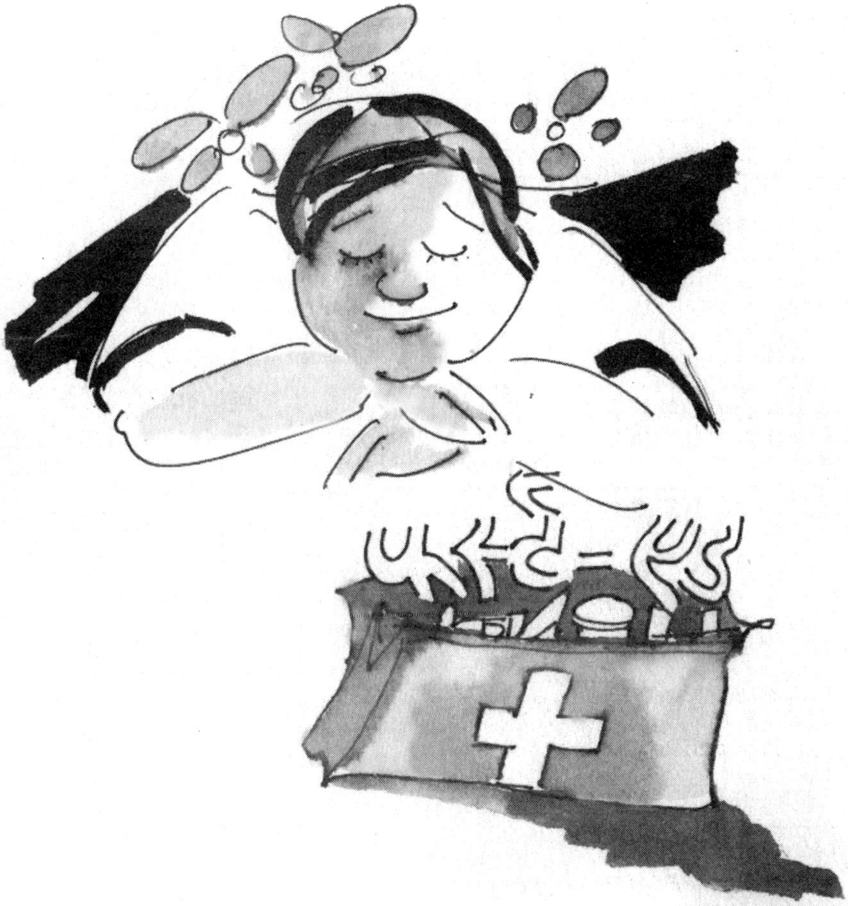

ईशान प्रकाशन

नई दिल्ली-110 002

मूल्य : ₹90

पहला संस्करण : 2002
चौथा संस्करण : 2024

प्रकाशक : ईशान प्रकाशन
7/23, अंसारी रोड, दरियागंज
नई दिल्ली-110 002

मुद्रक : बी.के. ऑफसेट
नवीन शाहदरा, दिल्ली-110 032

कलापक्ष : चंचल

FIRST AID
by Dr. Yatish Agarwal

ISBN : 978-81-89444-49-5

अनुक्रम

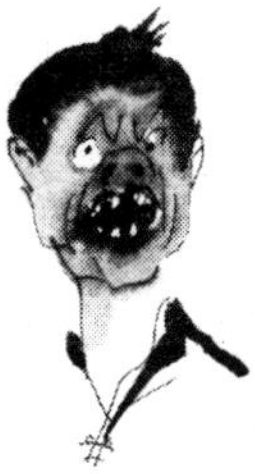
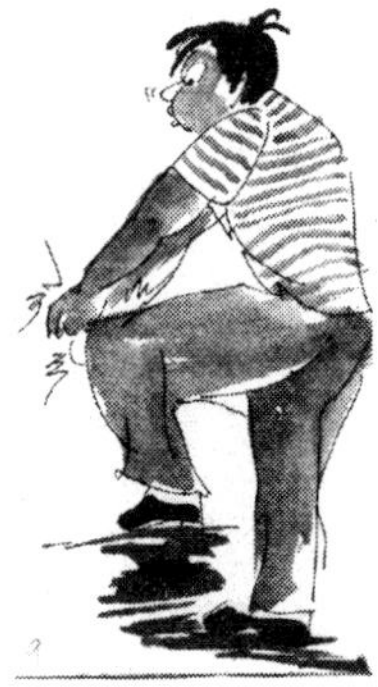

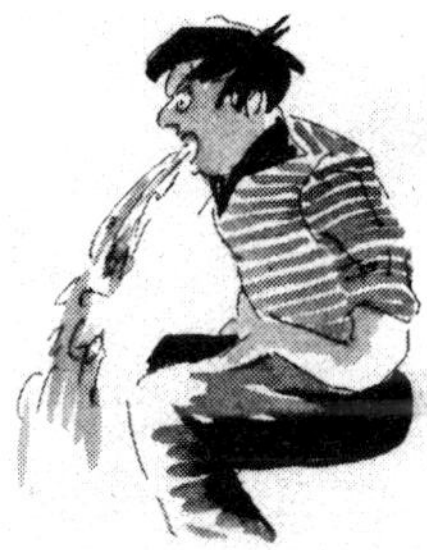
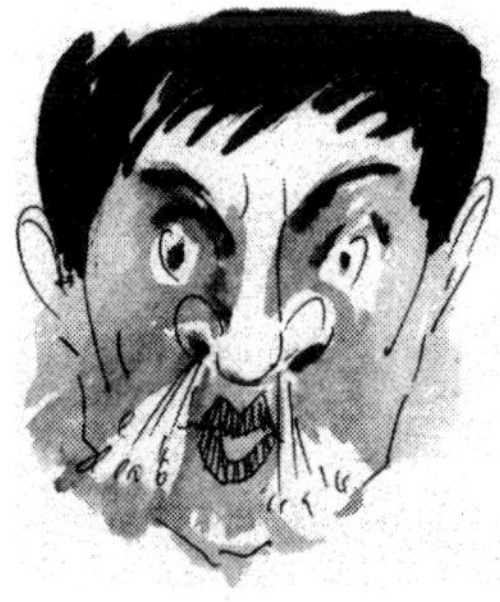
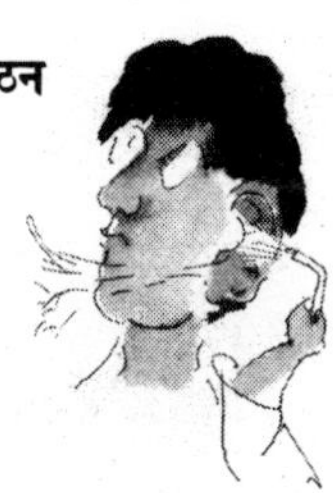

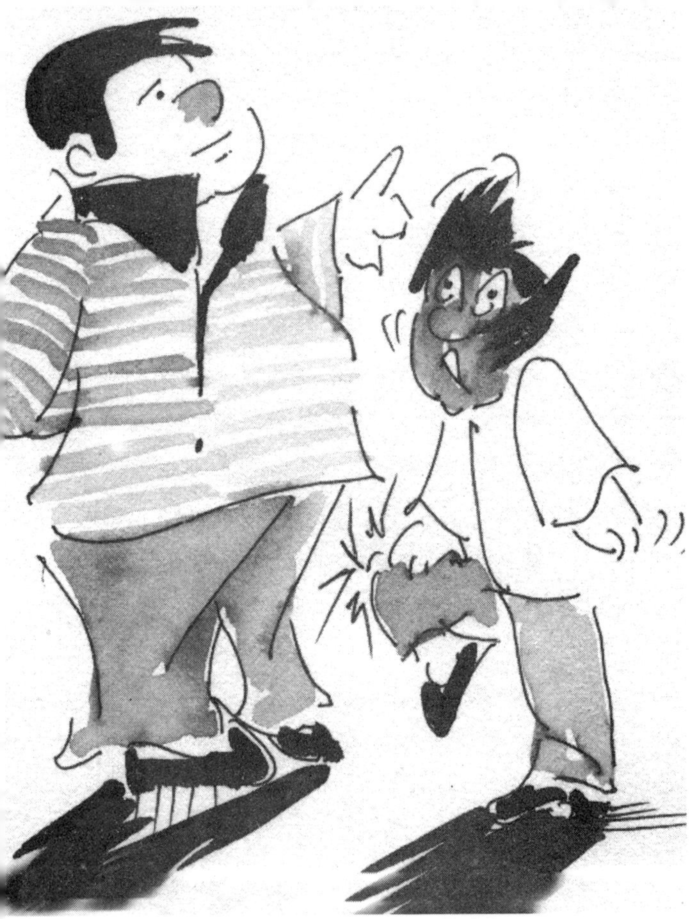

फर्स्ट-एड के बारे में साफ-सुथरी सही जानकारी होना हर किसी के लिए जरूरी है। छोटी-मोटी दुर्घटनाओं और कठिनाइयों से तो हमारा सामना दिन-प्रतिदिन होता ही रहता है, आड़े वक्त में कभी-कभी यह जानकारी संजीवनी भी साबित हो सकती है। इससे किसी के प्राण बच सकते हैं।

जरूरी यह है कि मुश्किल आने पर हम घबराएँ नहीं। अपनी पूरी सूझबूझ और हिम्मत से काम लें। किसी भी जरूरतमंद के काम आना हमारा फर्ज है।

जिसे चोट लगती है या तकलीफ होती है, वह अकसर घबरा जाता है। उसकी हिम्मत बँधाना और यह भरोसा दिलाना कि वह ठीक हो जाएगा उस समय बहुत जरूरी होता है। गंभीर मामले में तत्परता की भी बहुत जरूरत होती है। देर होने से रोगी के प्राण जा सकते हैं। जबकि सही उपाय मृत्यु के करीब पहुँचे आदमी में भी जीवन डाल सकते हैं। यहाँ कुछ खास परिस्थितियों और रोगों के प्राथमिक उपचार के बारे में जानकारियाँ दी जा रही हैं–

छोटे घाव

गिरने, किसी चीज से कटने या खरोंच लगने से चमड़ी का छिल जाना आम बात है। ऐसे में किसी बड़े इलाज की जरूरत नहीं होती। सिर्फ घाव को साफ रखना होता है। इससे कुछ दिनों में वह अपने आप भर जाता है।

चोट लगने पर क्या करें–

- घाव को साफ करने से पहले अपने हाथ साबुन और पानी से अच्छी तरह धोएँ।
- फिर घाव के इर्द-गिर्द की चमड़ी को साबुन और पानी से धोएँ। इससे उस पर जमी धूल और मिट्टी धुल जाएगी। धोते समय ध्यान रखें कि गंदा पानी घाव पर न जाए।
- अब घाव को साफ करें। इसके लिए साबुन और साफ पानी इस्तेमाल में लाएँ।
- घाव को साफ कपड़े से ढक दें। उसी पर टेप लगा दें या पट्टी बाँध दें।
- टेटनस से बचाव के टीके न लगे हों, तो डाक्टर से राय लें। इससे पहले पूरे टीके आपने लगवाए हों तो हर दस साल बाद टेटनस टॉक्साइड का एक टीका लगवाते रहें। यह टीका आपका टेटनस से बचाव करेगा। तब हर बार चोट लगते ही डाक्टर के पास भागने की जरूरत नहीं रहती।

घाव भरने तक–

घाव को साफ रखें। इसके लिए उसे साफ कपड़े से ढककर रखें ताकि उस पर मक्खियाँ न बैठ सकें। घाव ढका रहे तो उसमें गंदगी भी नहीं जाती। वह कुछ दिन में ही भर जाता है।

क्या न करें–

- घाव पर मिट्टी, कीचड़, गोबर, ग्रीस, मिट्टी का तेल कतई न लगाएँ।
- घाव पर कभी भी गंदा कपड़ा न बाँधें।
- घाव को गंदा न होने दें। इससे घाव बिगड़ सकता है। उसमें छूत लग सकती है। पीप पड़ना इसका लक्षण है।

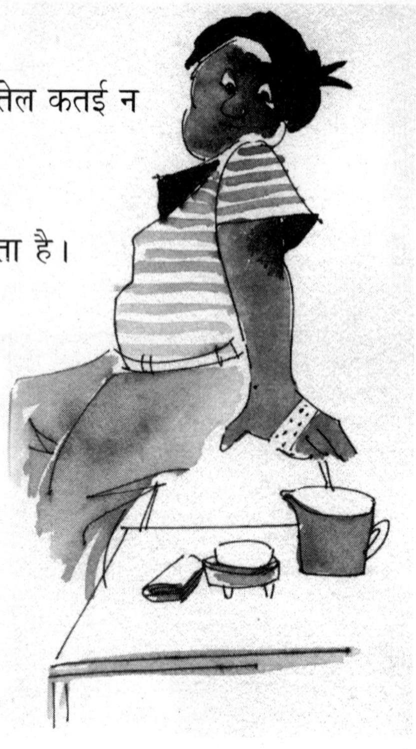

ध्यान रखें–

- छोटे घाव के मामले में घाव को साफ रखना ही इलाज के लिए काफी है।
- घाव तभी बिगड़ता है जब वह गंदा हो।
- घाव पर मिट्टी, कीचड़, गोबर लगाना खतरनाक है। इससे टेटनस होने का डर रहता है।

गहरा घाव

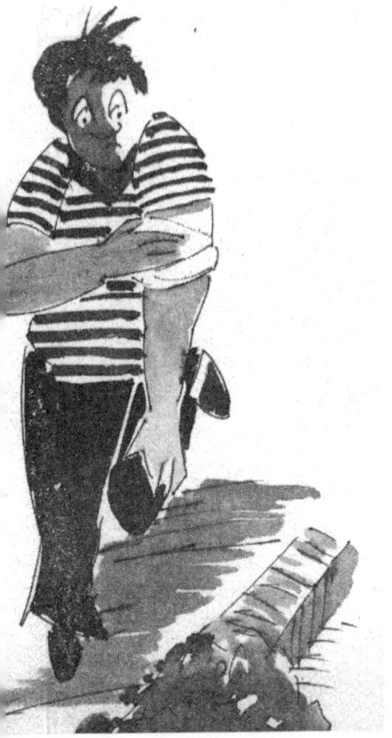

घाव गहरा भी हो सकता है। ऐसे में चमड़ी के कटे हुए किनारे एक-दूसरे से दूर चले जाते हैं। घाव भरने में तब कई दिन लग जाते हैं। तब तक छूत का डर बना रहता है।

घाव के दोनों किनारों को मिला देने से घाव जल्दी भर जाता है।

गहरा घाव होने पर क्या करें–

● जैसा कि छोटे घाव के लिए बताया गया, वैसे ही घाव को पहले साफ करें।

● अगला कदम घाव के किनारों को एक-दूसरे से मिलाना है। अगर घाव साफ-सुथरा हो और घाव के किनारे खींचने से मिल जाते हों, तो टेप से काम चल सकता है।

टेप की तितलीनुमा पट्टी बना लें। फिर घाव के किनारों को आपस में मिलाकर इस पट्टी को ऊपर से चिपका दें। इससे किनारे एक-दूसरे से सटे रहेंगे और घाव भर जाएगा।

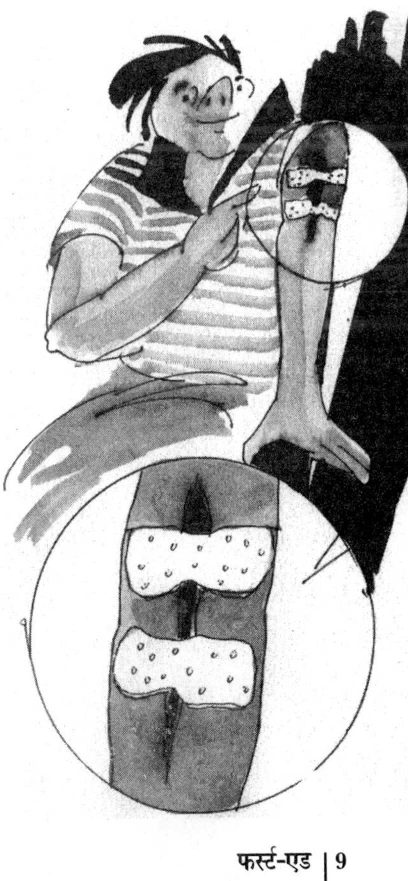

● अगर घाव बड़ा हो या टेप से काम न बने, तो टाँके लगवाना जरूरी हो जाता है। इसके लिए डाक्टर की मदद लें।

● पहले अगर टेटनस के टीके न लगे हों, तो डाक्टर से जरूरी सलाह लें।

क्या न करें–

● घाव अगर किसी जानवर के काटने से हुआ है तो उसे न सिलवाएँ।

● घाव पुराना और गंदा हो तो उसे खुद बंद न करें।

● घाव को गंदा न होने दें। उस पर भूलकर भी कीचड़, मिट्टी, गोबर या किसी दूसरे जानवर का मल न लगाएँ।

जब चोट से खून बह रहा हो

गहरी चोट में अगर जख्म से खून बह रहा हो, तो उसे रोकने के लिए तुरंत उपाय करना जरूरी है। वरना शरीर में अचानक खून की कमी हो जाने से जीवन खतरे में पड़ सकता है।

ऐसे में क्या करें–

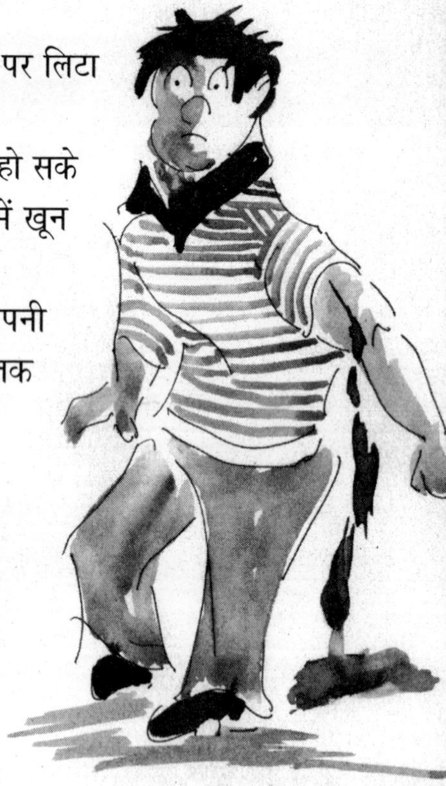

- जख्मी आदमी को किसी सुरक्षित और आरामदेह जगह पर लिटा दें।
- उसके जख्मी अंग को शरीर की अपेक्षा ऊपर उठा लें। हो सके तो उसे इसी अवस्था में बनाए रखें। इससे शरीर के उस भाग में खून का दौरा कुछ घट जाएगा और चोट से कम खून बहेगा।
- एक साफ कपड़ा लें। उसे जख्मी भाग पर रखें। फिर अपनी हथेली से उस पर दबाव डालें। दबाव तब तक बनाए रखें जब तक खून आना बन्द न हो जाए।
- अगर कोई साफ कपड़ा न मिले तो अपनी हथेली से आप सीधा ही घाव को दबा सकते हैं।
- जख्म को दबाए रखने से खून न रुके तो जख्मी टाँग या बाँह को बाँधना पड़ सकता है। साफ, लंबा और चौड़ा लिपटा हुआ कपड़ा या एक चौड़ी बेल्ट इस काम के लिए उपयुक्त है।
- जख्मी स्थान के ठीक पहले (यानी धड़ की तरफ) कपड़ा या बेल्ट बाँध देने से खून बहना अकसर बंद हो जाता है।

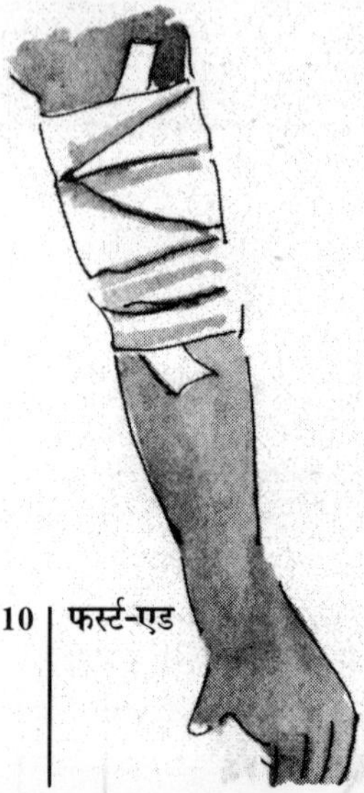

- कपड़े या बेल्ट को जख्मी अंग पर कसते समय यह ध्यान रखें कि अंग नीला न पड़े। अंग का नीला पड़ना इस बात का लक्षण है कि उसमें खून का दौरा रुक गया है। यह ठीक नहीं है। कपड़े या बेल्ट को थोड़ा ढीला कर दें।
- अगर ज्यादा खून बह जाए, तो घायल के सिर को धड़ से नीचा रखें। इससे उसके दिमाग में खून का दौरा बना रहेगा। यह सावधानी उसे बेहोश होने से बचा सकती है।

● तुरंत डाक्टरी सहायता लें।

क्या न करें–

● खून रोकने के लिए मिट्टी, गोबर, मिट्टी का तेल, ग्रीस, नींबू या कॉफी को इस्तेमाल में न लाएँ। इन चीजों से खून बंद होने में मदद नहीं मिलती। घाव खराब जरूर हो सकता है।

● जख्मी को डाक्टर के पास ले जाते समय बिठाएँ नहीं, लिटाकर ही ले जाएँ।

● जख्मी अंग को बाँधने में हड़बड़ी न दिखाएँ। घाव पर दबाव डालने से ही खून रुक जाए तो वह बेहतर है।

● जख्मी अंग को बाँधने के लिए पतली रस्सी, डोर या तार इस्तेमाल न करें।

ध्यान रखें–

● जख्मी अंग को लगातार बहुत समय तक बाँधे रखना ठीक नहीं। हर 30 मिनट पर कुछ सेकेंड के लिए बाँधी हुई चीज को ढीला कर दें।

● पास-पड़ोस में कोई डाक्टर हो, तो तुरंत उसकी मदद लें। हो सकता है, वह घायल को अस्पताल ही भेजे। लेकिन समय से मदद घायल का जीवन बचा सकती है।

चाकू या गोली के गहरे घाव

बाँह या टाँग का घाव

क्या करें–

● घाव से खून बह रहा हो, तो उसे रोकने की कोशिश करें। इसके लिए पहले दी गई हिदायतें अपनाएँ।

● जख्मी को तुरंत पास के अस्पताल ले जाएँ।

क्या न करें–

● जख्म में छूटा चाकू या दागी गई गोली निकालने की

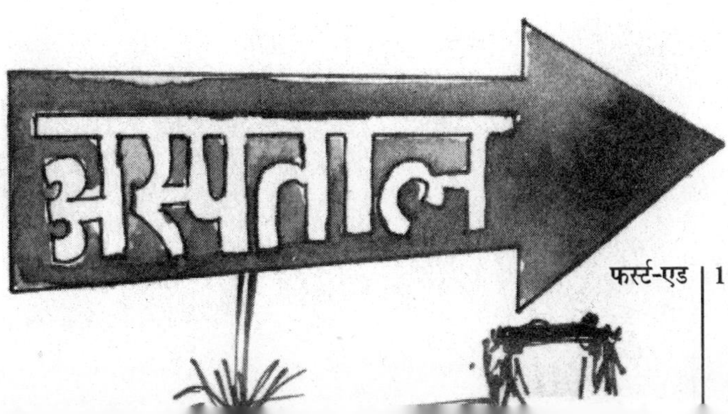

कोशिश बिलकुल न करें।

● जख्म में कोई चीज न डालें, न ही उस पर किसी चीज का लेप लगाएँ।

छाती का घाव

छाती में चाकू या गोली लगना खतरनाक है। इससे फेफड़ा, दिल, खाने की नली जख्मी हो सकते हैं। समय न गँवाकर तुरंत डाक्टरी सहायता लें।

क्या करें–

● घाव को साफ कपड़े से ढक दें। घाव बहुत गहरा हो और उसके फेफड़े तक पहुँचने का अंदेशा हो, तो उसे सीलबंद करने के लिए यह नुस्खा अपनाएँ। साफ कपड़े का एक टुकड़ा लें। उसे खाना पकानेवाले तेल में भिगोएँ। फिर उसे घाव पर कसकर बाँध दें।

● जख्मी को जल्दी-से-जल्दी अस्पताल पहुँचाएँ।

पेट के घाव

पेट के अंदर तक गया चाकू या गोली का वार खतरनाक होता है। इससे जिगर, तिल्ली, गुरदा या आँत जख्मी हो सकते हैं।

क्या करें–

● जख्मी को तुरंत अस्पताल ले जाने का इंतजाम करें।

● घाव को फिलहाल साफ पट्टी से ढक दें।

● पेट फटने से आँत बाहर आ जाए तो घबराएँ नहीं। उबले हुए पानी को ठंडा कर जरा सा नमक मिलाएँ। इसमें साफ कपड़ा भिगोएँ और घाव को उससे ढक दें।

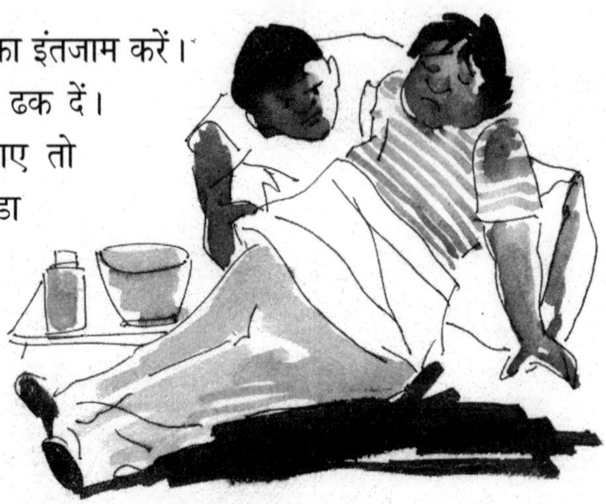

क्या न करें–

- घाव से आँत बाहर आ जाए तो उसे पेट में वापस डालने की कोशिश न करें।
- जख्मी को मुँह से कुछ न दें। पानी, चाय-दूध भी नहीं। बहुत प्यास लग रही हो तो साफ कपड़े को पानी में भिगो लें। इससे वह अपना मुँह नम कर सकता है।

सिर का घाव

क्या करें–

- घाव पर साफ पट्टी बाँध दें।
- जख्मी को अधलेटा करके बिठाएँ।
- तुरंत अस्पताल ले जाएँ।
- अगर वह बेहोश है तो एक तरफ करवट देकर लिटाएँ।
- तब तक उसे मुँह से कुछ न दें, जब तक डाक्टर अनुमति न दे।

गुम चोट

कई बार चोट पूरी तौर पर अंदरूनी होती है। मांसपेशी फट सकती है। जोड़ अपनी जगह से हिल सकता है। हड्डी भी टूट सकती है।

ऐसे में चोट को नजरअंदाज करना ठीक नहीं होता। लापरवाही या गलत इलाज से मामला बिगड़ सकता है। बिना बात ही पूरी उम्र की परेशानी खड़ी हो सकती है।

डाक्टर को दिखा लेना ठीक होता है। वह जाँच करके पता लगा सकता है कि मोच है या हड्डी टूटी है।

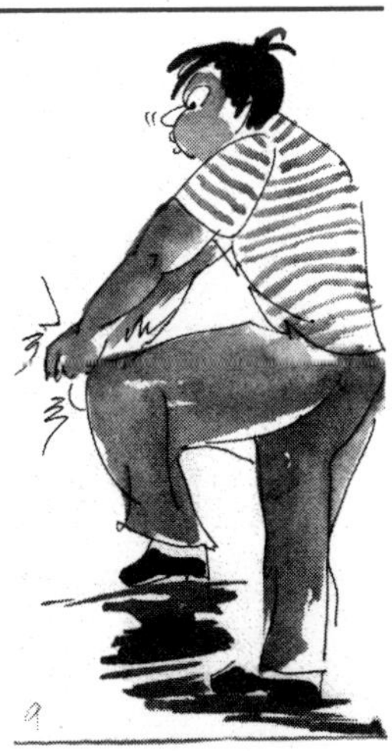

मोच

शरीर के हर जोड़ पर कई मांसपेशियाँ काम करती हैं। किसी एक या अधिक मांसपेशी के फटने से ही मोच आती है। मांस फटना इसी का दूसरा नाम है।

इसमें काफी तकलीफ होती है। दर्द रहता है। कुछ ही देर बाद उस हिस्से में सूजन होने

लगती है। यह सूजन कुछ रोज तक बढ़ती है। ठीक इलाज न मिलने से उम्र भर के लिए भी दिक्कत हो सकती है।

क्या करें–

● जिस अंग में मोच आई हो, उसे किसी मजबूत चीज का सहारा दें। उसे हिलाएँ-डुलाएँ नहीं, न ही उस पर वजन डालें।

● मोच खाए अंग पर तुरंत से 48 घंटों तक बार-बार ठंडे पानी की पट्टियाँ रखें।

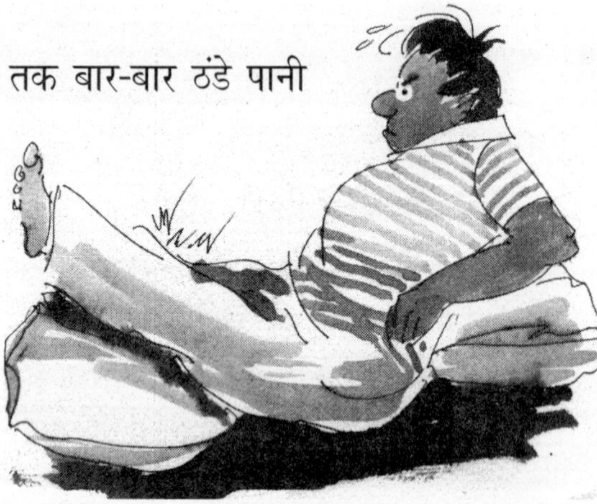

● फिर 48 घंटों के बाद गरम पानी का सेंक करें। पानी में थोड़ा सा नमक भी मिला लें। इससे सूजन उतरने में मदद मिलेगी।

● मोच खाए अंग को शरीर की अपेक्षा ऊँचा रखें। पैर में चोट हो तो उसके नीचे तकिया रख लें। बाँह में चोट होने पर उसे ऊपर उठाकर किसी चीज से बाँध दें। ऐसा करने से चोट में सूजन बढ़ेगी नहीं।

क्या न करें–

● जिस समय चोट लगे, उस समय ज्यादा बहादुरी न दिखाएँ। कुछ लोग इसी चक्कर में चोट को बढ़ा लेते हैं।

● जब तक चोट पूरी तरह ठीक नहीं हो जाती, उस पर बिलकुल वजन न डालें।

● मोच खाए अंग की मालिश न करवाएँ। इससे तंतुपेशियों को नुकसान पहुँच सकता है और उम्र भर के लिए तकलीफ हो सकती है।

हड्डी टूटने पर

क्या करें–

● हड्डी और उसके ऊपर-नीचे के जोड़ किसी मजबूत चीज के साथ बाँध दें। लकड़ी की खपच्चियाँ, छाता, लाठी वगैरह इस काम आ सकते हैं। पर जिस चीज को बाँधें, उसकी

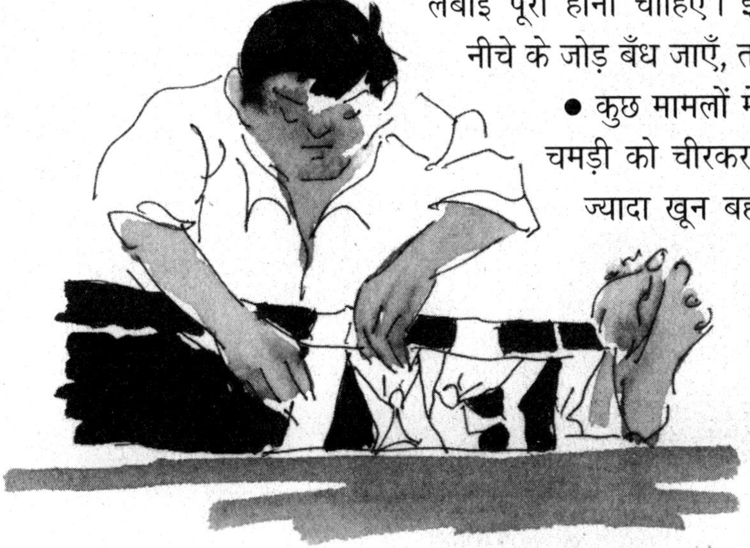

लंबाई पूरी होनी चाहिए। इतनी कि हड्डी और ऊपर-नीचे के जोड़ बँध जाएँ, ताकि हड्डी हिल-डुल न सके।

● कुछ मामलों में हड्डी का टूटा हुआ हिस्सा चमड़ी को चीरकर बाहर आ जाता है। ऐसे में ज्यादा खून बह रहा हो, तो उसे बंद करने की कोशिश करें। बाहर निकली हड्डी को वापस बिठाने की कोशिश बिलकुल न करें। तुरंत डाक्टरी सहायता लें।

● गरदन या कमर की हड्डी टूटने का अंदेशा हो तो और ज्यादा सावधानी बरतें। संभव हो तो एंबूलेंस बुलवा लें। एंबूलेंस में स्ट्रेचर रहता है। घायल को उठाने के लिए इसका प्रयोग करें। अगर स्ट्रेचर न हो तो एक अच्छी तरह कसी हुई खाट काम में लाएँ। घायल आदमी की गरदन और रीढ़ की कम-से-कम हरकत हो, इस बात का ध्यान रखें। तीन-चार जने मिलकर घायल को उठाएँ, तभी यह संभव है।

● उठाते समय ध्यान रहे कि गरदन और रीढ़ मुड़ें नहीं। गाड़ी में भी उसे सीधे लेटी हुई मुद्रा में ही ले जाएँ। करवट न दिलाएँ।

● गरदन टूटने का शक हो तो सिर के दोनों तरफ कपड़े की गाँठें, रेत के बोरे, या ऐसी ही कोई चीज रख दें। दोनों तरफ मजबूत सहारा रहने से गरदन हिलेगी-डुलेगी नहीं। भूलकर भी गरदन के नीचे तकिया न लगाएँ।

● जख्मी को तुरंत पास के बड़े अस्पताल में ले जाएँ।

क्या न करें–

● हड्डी टूटने पर उसे पहलवान से बिठवाने या मलवाने की कोशिश न करें।

● टूटी हुई हड्डी को खुद जोर लगाकर सीधा करने की बिलकुल कोशिश न करें। यह काम डाक्टर पर छोड़ दें।

● जब तक हड्डी जुड़कर पूरी तरह ठीक नहीं हो जाती, उस पर वजन न डालें।

डूबते को कैसे बचाएँ

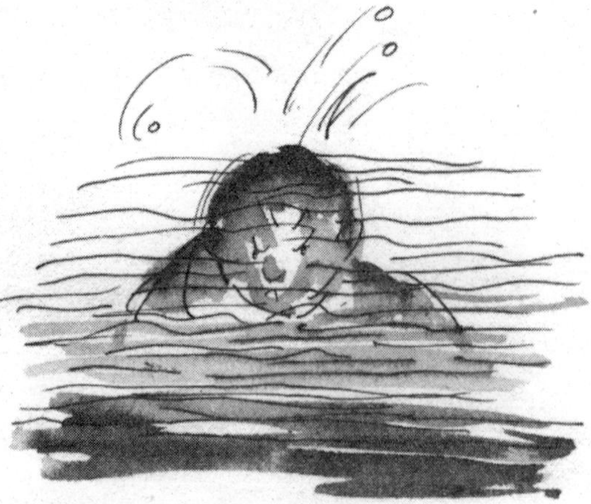

कई लोग डूबने से बाल-बाल बच जाते हैं। कोई उन्हें तालाब, पोखर, नदी में डूबते हुए देख लेता है और उनकी मदद को पहुँच जाता है। उस समय डूबनेवाला किस हाल में है, इसका तुरंत जायजा लेना पड़ता है। उसका प्राथमिक उपचार इसी पर निर्भर करता है कि उसकी साँस चल रही है या नहीं? दिल की धड़कन बनी हुई है या नहीं? उसे और कोई चोट तो नहीं आई?

अकसर पानी फेफड़ों में नहीं भरा होता। साँस इसलिए रुक जाती है कि गला बंद हो जाता है। ज्यादा पानी पेट में गया होता है। इसे निकालने की कोई जरूरत नहीं होती।

जरूरत क्या है–

- उस आदमी की साँस ठीक से बनी रहे। उसके शरीर में ऑक्सीजन की कमी न हो।

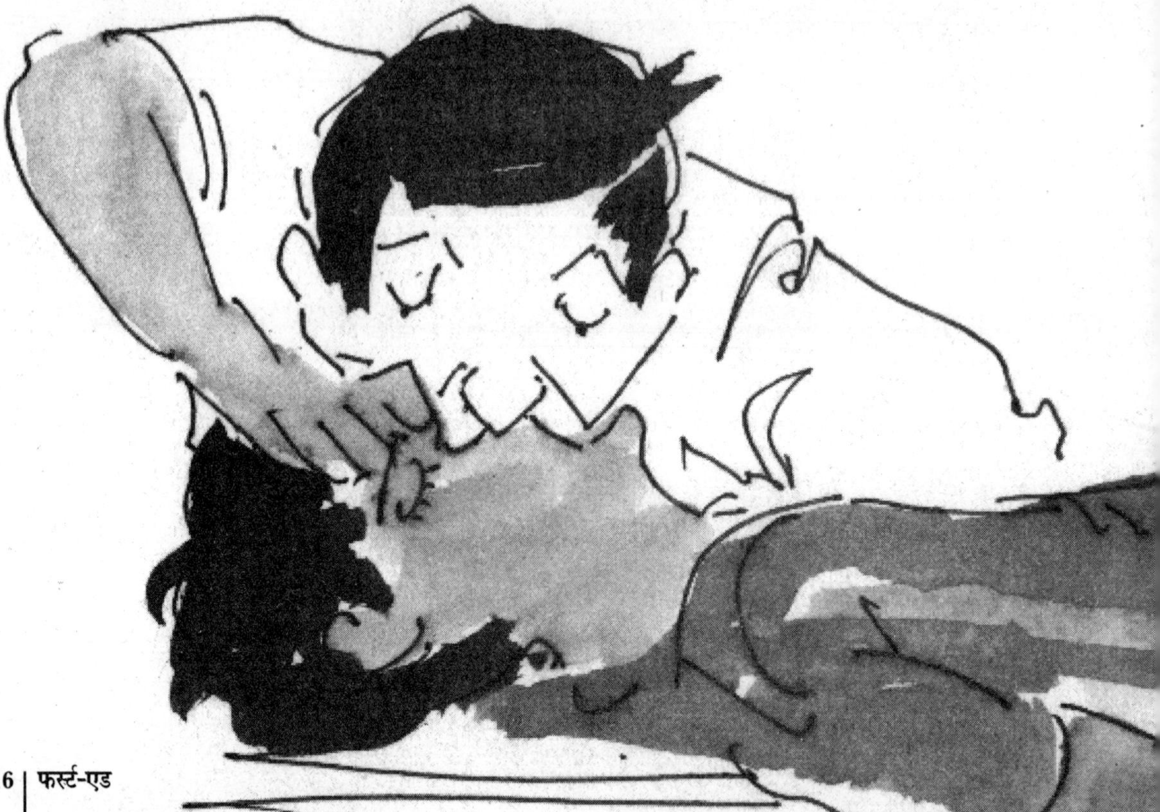

● उसके दिल की धड़कन जिंदा रहे।

● वह जल्दी-से-जल्दी पास के अस्पताल पहुँच जाए। जिसे पूरा आराम आ जाए, वह भी। कई बार ठीक-ठाक दिखनेवाले आदमी को भी कुछ घंटे बाद कठिनाई हो सकती है। उसकी साँस की नलियाँ अचानक सूज सकती हैं। डाक्टर दवा देकर इस स्थिति से उसे बचा सकता है।

क्या करें–

● यदि डूबनेवाला बेहोश है और उसने साँस लेनी बंद कर दी है तो जरा भी समय न गँवाएँ। तुरंत उसके मुँह से अपना मुँह सटाकर उसमें साँस फूँकने की कोशिश में जुट जाएँ।

● चार बार जल्दी-जल्दी उसके मुँह में साँस फूँकें। फिर हर चार सेकेंड पर साँस फूँकने की क्रिया दोहराएँ।

● उसे जल्दी-से-जल्दी पानी से बाहर निकालें। जरा भी समय ज़ाया न होने दें।

● पानी से बाहर आ जाने पर उसे तुरंत अस्पताल ले जाने की व्यवस्था करें। देखें कि उसकी साँस ठीक से चल रही है या नहीं। उसके होंठ, नाखून और जीभ का रंग देखें। अगर रंग नीला है तो समझ लें साँस ठीक नहीं चल रही। ऐसे में उसे अपने मुँह से साँस देते रहें।

● साँस देने की खास विधि इस प्रकार है–डूबनेवाले को पीठ के बल जमीन पर लिटा दें। उसका सिर पीछे की तरफ मोड़ें। जबड़ा खोल दें। अपनी उँगलियों से उसकी नाक बंद कर दें। उसके खुले हुए मुँह पर अपना मुँह रखकर पूरे जोर के साथ फूँक मारें। हर सेकेंड में यह क्रिया दोहराएँ। एक मिनट में 15 बार उसे साँस दें। तब तक साँस देते रहें जब तक कि उसकी साँस अपने से न चलने लगे।

● जैसे ही स्थिति सँभले, उसके कपड़े बदल दें। वह पूरी तरह होश में आ जाए तो उसे कुछ गरम पीने को दें।

● उसे अस्पताल ले जाएँ। अगर वह पूरी तरह होश में नहीं है, तो उसका सिर थोड़ा-सा नीचे और एक तरफ करवट दिलाकर रखें। इससे उसके भीतर का पानी फेफड़ों में नहीं जाएगा। बाहर आ सकेगा।

● अस्पताल ले जाते समय भी उसकी हालत पर नजर रखें। जरूरत होने पर रास्ते में भी साँस देते रहें।

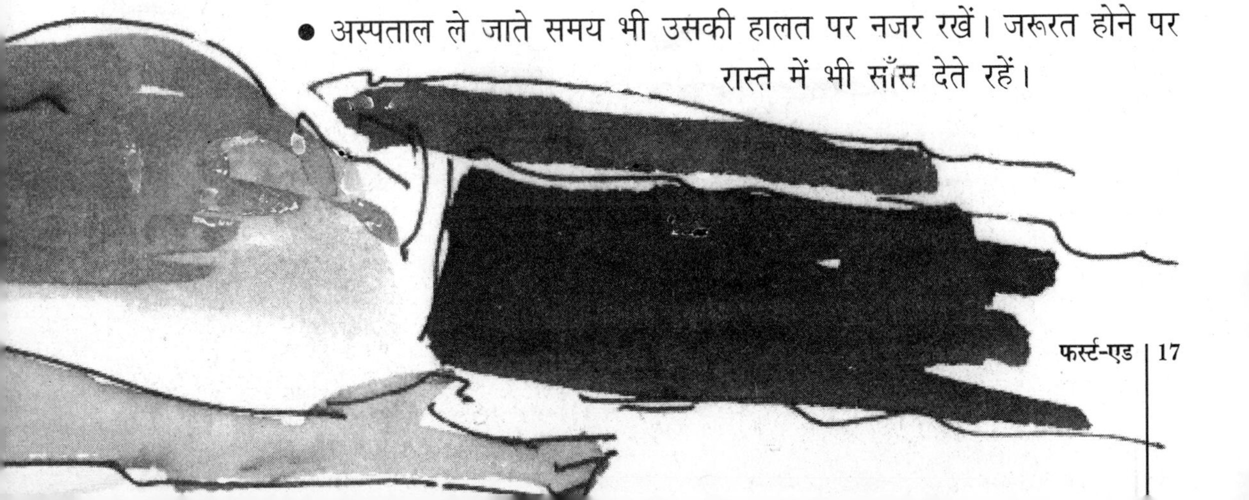

ध्यान रहे–

● साँस बंद हो जाने पर जीवन के केवल पाँच मिनट बाकी रह जाते हैं। इसलिए तुरंत उपाय करने से ही प्राण बचाए जा सकते हैं।

क्या न करें–

● कभी भी पेट या छाती पर जोर न डालें। यह सोच गलत है कि इससे पानी बाहर आ जाएगा। ऐसा करने से लाभ होने के बजाय नुकसान हो सकता है। पानी पेट से निकलकर फेफड़ों में भर सकता है।

● हिम्मत न हारें। अस्पताल पहुँचने तक साँस देते रहें। धड़कन और साँस बनी रहे तो प्रायः जान बच जाती है।

● ठीक-ठाक दिखने पर भी डूबनेवाले को अस्पताल जरूर ले जाएँ। घर पर बिठाकर न रखें। भीतर पानी गया हो तो स्थिति बाद में भी बिगड़ सकती है।

जहर खा या पी लेने पर

कई बार लोग गलती से ही कोई जहरीली चीज खा या पी लेते हैं। किसी गलत डिब्बे या बोतल में रखी चीजों के साथ यह भूल बहुत आम है।

कुछ लोग दिमागी परेशानी की हालत में भी भूल कर बैठते हैं। इन्हें तुरंत सहायता की जरूरत होती है।

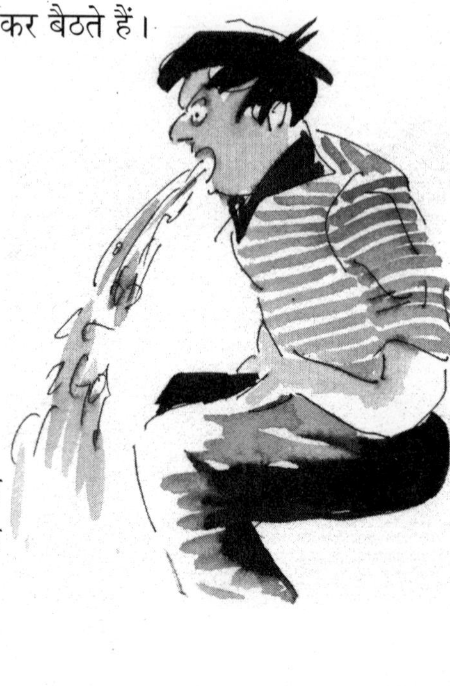

जब जहर लेने वाला होश में हो

क्या करें–

● पता करें कि उसने क्या लिया है। अगर उसने मिट्टी का तेल, पेट्रोल, तेजाब या क्षार लिया हो तो उलटी न कराएँ। दूसरी सभी जहरीली चीजों के मामले में तुरंत उलटी कराएँ।

● गले में उँगली डालने से ही उलटी कराई जा सकती है या गरम पानी में खूब मात्रा में नमक डालकर पिलाएँ। जितना जहर बाहर आ जाए, अच्छा है।

● तुरंत डाक्टरी सहायता लें। कई जहरीली चीजों को दवाओं से बेअसर किया जा सकता है।

● अगर किसी ने कोई दवा खाई है तो उसकी पन्नी या लेबल डाक्टर के पास ले जाएँ। इससे मामला समझने में मदद मिलती है।

क्या न करें–

● घरेलू इलाज में समय न गँवाएँ। जल्द-से-जल्द अस्पताल पहुँचें।

जब जहर लेने वाला होश में न हो

क्या करें–

● उसकी नब्ज देखें। देखें कि साँस चल रही है या नहीं।

● यदि नब्ज चल रही है और साँस बंद है, तो मुँह-से-मुँह सटाकर साँस फूँकें।

● यदि नब्ज और साँस दोनों बंद हैं, तो साँस फूँकने के साथ-साथ दिल की धड़कन जगाने की कोशिश करें। कोई यह विद्या जानता हो तो उसे कोशिश करने दें। पास में कोई डाक्टर हो तो उसे बुला लें।

● उसे तुरंत पास के अस्पताल पहुँचाएँ।

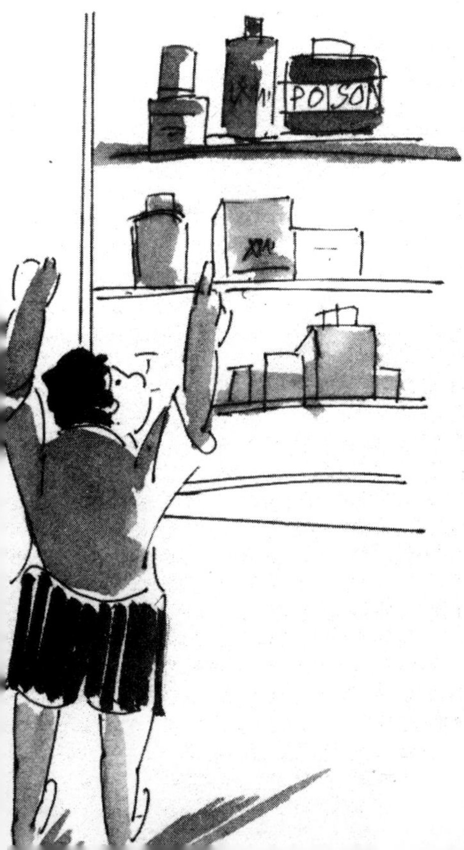

क्या न करें–

● बेहोश आदमी को उलटी कराने की कोशिश न करें।

● उसे जबरदस्ती खड़ा करने या बिठाने की कोशिश भी न करें।

● उसके मुँह में कुछ न डालें। पानी भी नहीं।

● उसके इर्द-गिर्द भीड़ जमा न होने दें।

● ज्यादा सोच-विचार में समय न गँवाएँ। ध्यान रहे, एक-एक क्षण बेशकीमती है।

ऐसे हादसों से कैसे बचें ?

● सभी जहरीली चीजें बच्चों की पहुँच से दूर रखें।

● मिट्टी का तेल, कीटनाशक दवा, स्पिरिट जैसी

जहरीली चीजें किसी शरबत की बोतल या सामान्य बरतन में बिलकुल न रखें।

- दवाएँ अलग अलमारी में रखें और उन पर ताला लगाए रखें।
- कोई भी दवा अँधेरे में बिना उसका लेबल देखे न लें।
- जहरीली चीजों के ऊपर हमेशा ठीक से लिखकर रखें कि भीतर क्या है।

सांस के साथ जहर अंदर पहुँचने पर

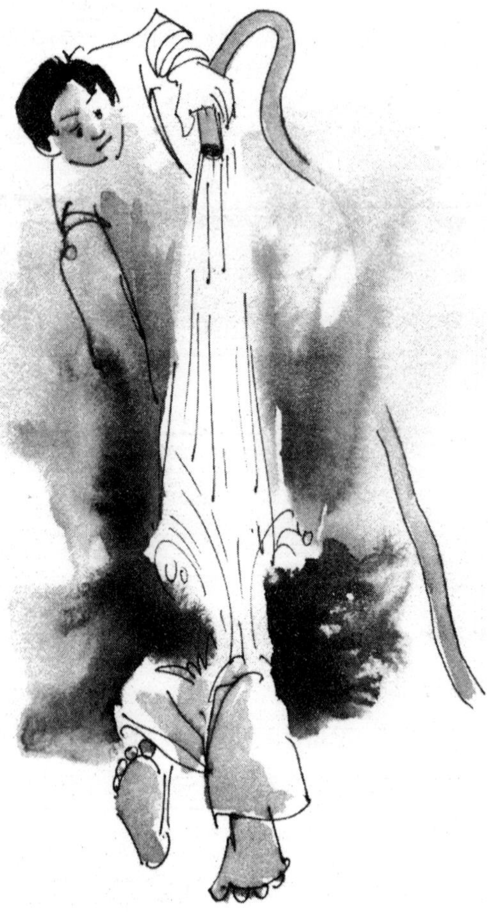

कुछ किस्मों के जहर नाक और मुँह से ही शरीर में पहुँच जाते हैं। खेत-खलिहानों में डाले जानेवाले कुछ रसायन शरीर पर बहुत बुरा असर डाल सकते हैं। कीटनाशक दवाएँ छिड़कते समय मुँह और नाक को ढककर रखना बहुत जरूरी है। जरा सी असावधानी मौत ला सकती है।

हादसे होते ही हैं। जहर का असर होने से कई तरह के कष्ट उठ खड़े होते हैं। सिर में दर्द, पेट में दर्द, उलटियाँ, दौरे, घुटन और बेहोशी भी हो सकती है।

क्या करें–

- जहाँ दवा छिड़की जा रही है, वहाँ से उस आदमी को दूर ले जाएँ। उसे चलाएँ नहीं। उठाकर दूसरी जगह ले जाएँ।
- अगर उसकी साँस रुक गई हो तो उसके मुँह-से-मुँह सटाकर साँस फूँकने की कोशिश करें।
- अगर उसके कपड़े या शरीर रसायन से भीगे हों तो उस पर खूब सारा पानी डालें, ताकि रसायन पूरी तरह धुल जाए। फिर उसके कपड़े बदल दें। ध्यान रखें कि जहर उसके पास न आए।
- तुरंत उसे अस्पताल पहुँचाएँ।

कीटनाशक दवाओं से बचाव

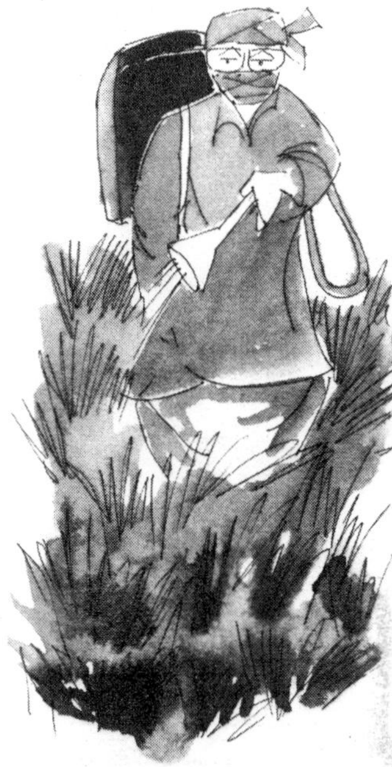

क्या करें–

● इस्तेमाल से पहले हाथ में रबड़ के दस्ताने पहन लें या प्लास्टिक अथवा पॉलीथीन लपेट लें।

● छिड़काव से पहले नाक और मुँह पर कपड़ा लपेट लें।

● घर में सभी खाने-पीने की चीजें ढककर रखें।

● छिड़काव के बाद कपड़े बदल लें। हाथ साबुन और पानी से अच्छी तरह धो लें।

क्या न करें–

● कीटनाशक दवाओं के साथ लापरवाही न बरतें। ये रसायन त्वचा के रास्ते भी शरीर में पहुँच जाते हैं। इसलिए उन्हें नंगे हाथ नहीं छुएँ।

जलना

हलका जलने पर

क्या करें–

● जले हुए अंग को तुरंत ठंडे पानी में डुबा लें। यह मुमकिन न हो तो उस पर बर्फ या ठंडे पानी की पट्टियाँ रखें। इससे जलन और दर्द में राहत मिलेगी।

● अगर शरीर का थोड़ा हिस्सा जला हो और वहाँ सिर्फ हलकी सी लाली हो, तो घर पर ही इलाज हो सकता है। उस हिस्से को साफ-सुथरा रखें। उस पर वैस्लीन का हलका सा लेप कर दें।

● शरीर का बड़ा हिस्सा जल गया हो तो सतही असर होने पर भी डाक्टर से राय जरूर लें।

क्या न करें–

● जले हुए अंग पर घी, मलहम या ग्रीस न लगाएँ। न ही मिट्टी या कीचड़ का लेप करें।

जलने से छाले पड़ जाने पर

क्या करें–

● छालों से छेड़-छाड़ किए बगैर उन्हें साफ कपड़े से ढककर रखें।

● छाला फूट जाए तो साबुन और उबालकर ठंडे किए हुए पानी से उस हिस्से को धो दें। उस पर नीली दवा (जेन्शियन वायलेट) लगाएँ और खुला छोड़ दें। सफाई का पूरा ध्यान रखें। घाव को धूल, गंदगी और मक्खियों से बचाएँ। चाहें तो उसे किसी पतले कपड़े से ढक दें।

क्या न करें–

● छालों को फोड़ें नहीं, न ही उनमें सूई डालकर उन्हें पिचकाने की कोशिश करें।

आग लगने पर

क्या करें–

● अगर कपड़े आग पकड़ लें तो एकदम से जमीन पर लेट जाएँ और लोट लगाएँ। इससे आग पूरे बदन में नहीं फैलती और बुझ जाती है।

● तुरंत मदद के लिए आवाज लगाएँ।

● पास में कोई हो तो उसे तुरंत उस आदमी के कपड़ों में लगी आग को बुझाना चाहिए। इसके लिए वह खुली मात्रा में पानी का इस्तेमाल कर सकता है। पानी एकदम से न मिल पाए तो किसी मोटे कपड़े, कंबल, कोट आदि से आग बुझाएँ।

● जले हुए अंगों पर खूब मात्रा में ठंडा पानी डालें।

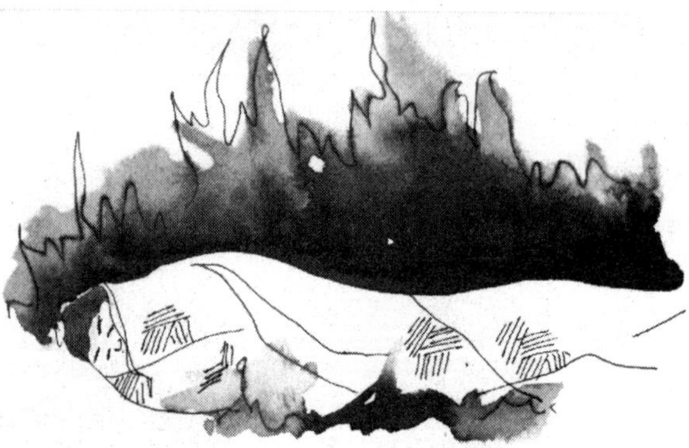

● जले हुए बदन को किसी साफ कपड़े या चादर से ढक दें।

● जले हुए आदमी को तुरंत अस्पताल ले जाएँ। रास्ते में उसे खूब मात्रा में पानी या कोई तरल पदार्थ देते रहें और उसे हिम्मत बँधाते रहें।

क्या न करें–

● आग लगने पर घबराकर इधर-उधर भागें नहीं। सीधा खड़े रहने या भागने से आग की लपटें ऊपर की तरफ बढ़कर पूरे बदन को झुलस देती हैं।

● जले हुए बदन से उतना ही कपड़ा काटकर उतार लें जो बदन से चिपका न हो। शरीर से चिपके हुए कपड़े को खींचकर निकालने की कोशिश न करें।

● जले हुए हिस्से पर तेल, चरबी, घी या मरहम कुछ भी नहीं लगाएँ।

बिजली का करंट छू जाने पर

क्या करें–

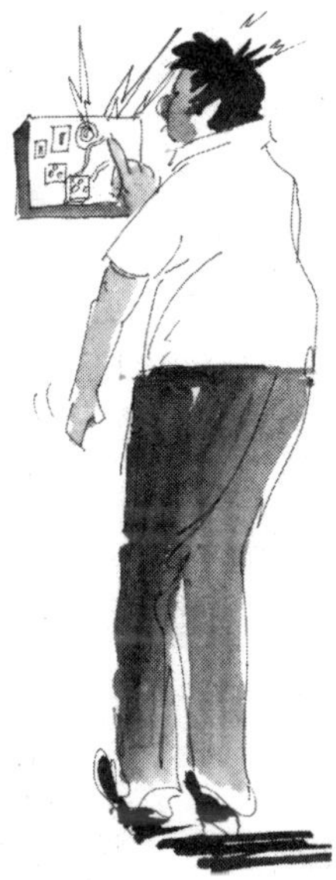

● कोई आदमी घर, दफ्तर या कारखाने में किसी बिजली की चीज से पकड़ा जाए, तो तुरंत बिजली का मेन स्विच बंद कर दें।

● यह दुर्घटना सड़क चलते बिजली की नंगी तार के संपर्क में आने से भी हो सकती है। ऐसे में उस आदमी को करंट से छुड़ाने के लिए सूखी लकड़ी, लाठी या रस्सा इस्तेमाल करें। ध्यान रहे कि वह बिलकुल सूखी हो, वरना मदद करने वाला भी जान से हाथ धो बैठ सकता है।

● बिजली से पूरी तरह संपर्क टूटने पर ही उस आदमी को छुएँ। उसे तुरंत अस्पताल ले जाएँ। करंट लगने से उसके दिल की धड़कन में अंतर आ सकता है। शरीर पर जलने के जख्म बन सकते हैं। भीतरी अंगों को भी चोट पहुँच सकती है।

बंद कमरा और अँगीठी का जहर

ठंड के दिनों कमरे में अँगीठी जलाकर सो जाना बहुत खतरनाक है। कमरे में इससे जहरीली गैस इकट्ठी हो सकती है। यह गैस कार्बन मोनोऑक्साइड कहलाती है। उससे कोई गंध नहीं आती, न ही वह दिखाई देती है। इसलिए कमरे में फैल जाने पर उसका पता नहीं चल पाता।

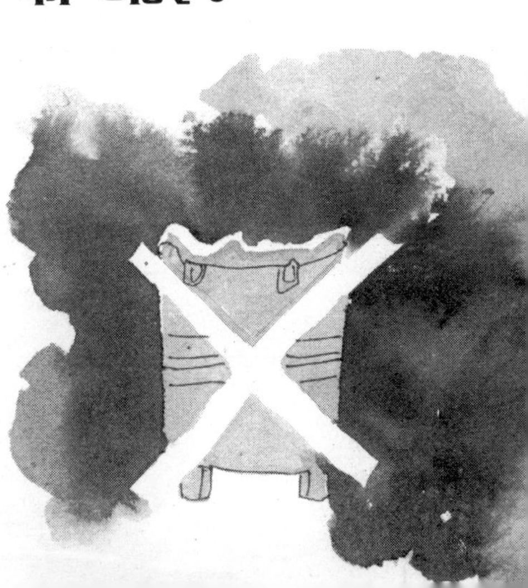

बेहतरी इसी में है कि बंद कमरे में लकड़ी या कोयला न जलाएँ।

कार्बन मोनोऑक्साइड शरीर में फैल जाने पर आदमी पर बेहोशी छा जाती है। यह बेहोशी गहरी होती जाती है और मौत में बदल सकती है। साँस घुटने लगती है। नाखून, होंठ और चमड़ी का रंग सुर्ख लाल या गुलाबी हो जाता है।

कोई समय से पहुँच जाए तो उसे तुरंत कमरे के सभी खिड़की-दरवाजे खोल देने चाहिए। बेसुध लोगों को तुरंत खुली हवा में ले जाना चाहिए और डाक्टरी सहायता लेनी चाहिए।

शरीर पर तेजाब या कोई रसायन गिरने पर

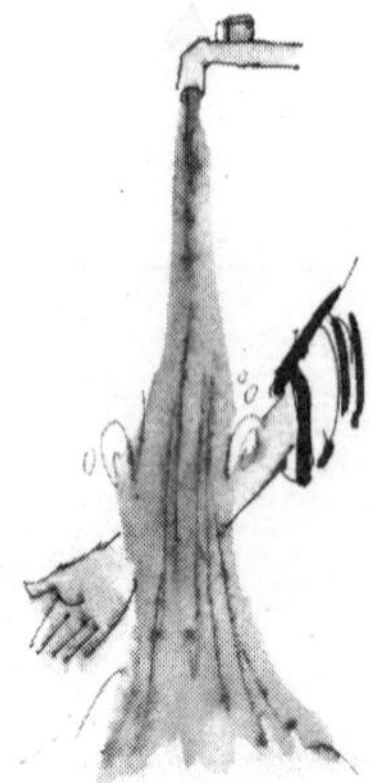

क्या करें–

- उस अंग को तुरंत खूब सारे पानी से धोएँ। पास में नल हो और उसमें पानी हो तो बदन के उस हिस्से को नल की धार में 10-15 मिनट तक धोते रहें। उससे उस पर गिरा रसायन धुल जाएगा।
- डाक्टर से सलाह लें।

क्या न करें–

- जले हुए अंग पर अपनी मरजी से किसी चीज का लेप न लगाएँ।

बेहोशी छाने पर

कई बार अच्छा-खासा आदमी अचानक बेहोश हो जाता है। हालाँकि उसे एक-दो मिनट में ही होश आ जाता है, पर पूरी तरह ठीक होने में थोड़ा समय लगता है। उसके चेहरे का रंग उतर जाता है। ताकत नहीं रहती, पर नब्ज और साँस ठीक-ठाक चलती रहती हैं।

ऐसा कई कारणों से हो सकता है। थकान, भूख-प्यास, मानसिक चोट, हवा न मिलने, भय और गरमी लगने से भी ऐसा हो सकता है।

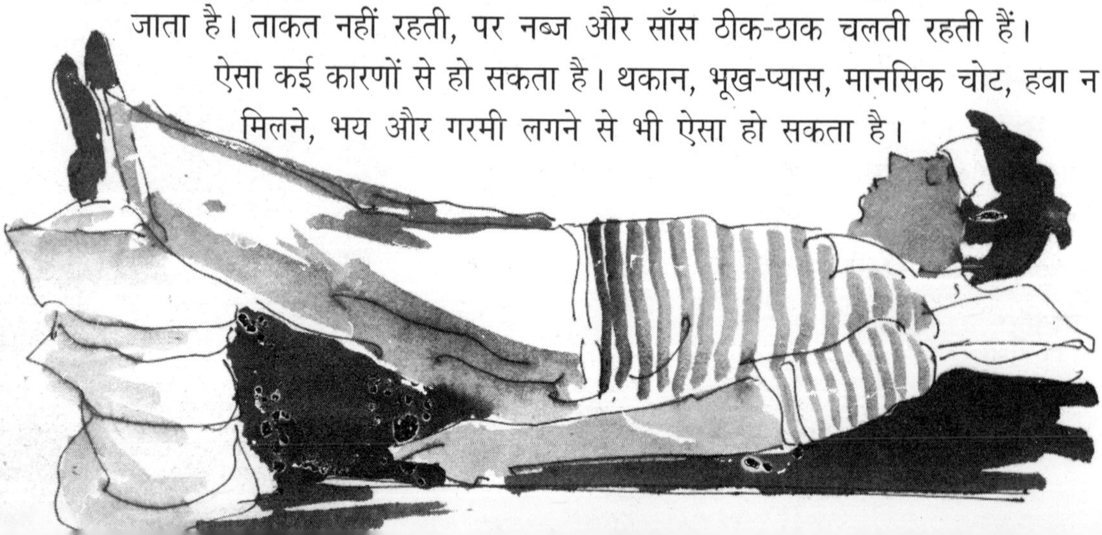

क्या करें–

- उसे सीधे या एक तरफ करवट दिला कर लिटा दें। उसकी टाँगों को ऊँचा करके रखें।
- उसे ऐसी जगह लिटाएँ जहाँ उसे आसानी से ताजा हवा मिलती रहे।
- उसके माथे पर ठंडे पानी की पट्टी रखें।
- होश आने पर उसकी हिम्मत बँधाएँ। उसे उठकर बैठने में मदद करें।
- अगर उस पर फिर से बेहोशी छाने लगे तो उसे कहें कि वह अपना सिर अपनी गोद में रख ले। लम्बी साँस ले।
- अगर देर तक बेहोशी छाई रहे तो उसकी नब्ज और साँस देखें। डाक्टरी सहायता लें।

गले में जब कोई चीज फँस जाए

खाना खाते समय खाने का कौर गले में फँसने से साँस की नली अचानक रुक जाती है। संकट की यह घड़ी किसी दूसरी चीज के गले में फँसने से भी पैदा हो सकती है।

ऐसे में आदमी साँस नहीं ले पाता और उसकी जान को खतरा होता है। उसे तुरंत मदद की जरूरत होती है।

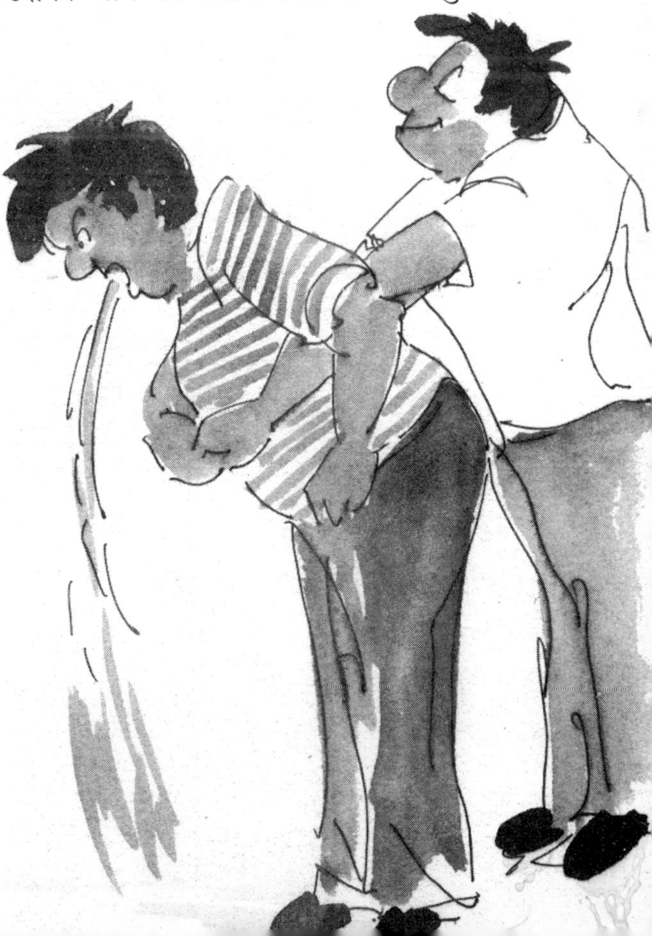

क्या करें–

- उस आदमी के पीछे खड़े होकर उसकी कमर में अपनी दोनों बाँहें डाल लें।
- उसके पेट पर छाती से नीचे और नाभि से ऊपर अपने दोनों हाथों को एक-दूसरे में फँसाकर मुट्ठी बाँध लें।
- मुट्ठी बाँधने पर आपके दोनों अँगूठे उस आदमी के पेट को छूने चाहिए।
- अब उसके पेट को एक झटके के साथ ऊपर की तरफ दबाएँ।
- यदि एक बार में फँसी चीज न निकले तो दुबारा उसके पेट को झटके के साथ दबाएँ। तब तक कोशिश करते रहें

जब तक कि चीज बाहर नहीं आ जाती।

अगर वह आदमी आपसे बड़ा या भारी हो और आप से सँभल न सके तो यह करें–

- तुरंत उसे पीठ के बल जमीन पर लिटा दें।
- फिर उसकी जाँघों के दोनों तरफ अपने घुटने जमाकर बैठ जाएँ। आपका मुँह उसके चेहरे की तरफ रहे।
- अब उसके पेट पर छाती के नीचे और नाभि के ऊपर अपनी हथेली रख दें।
- दूसरी हथेली पहली हथेली पर रखकर एक झटके के साथ पेट को ऊपर की ओर दबाएँ।

क्या न करें–

- समय न गँवाएँ। उस आदमी की जान खतरे में है। उसे तुरंत आपकी मदद चाहिए।
- उसके मुँह में पानी न उड़ेलें। इससे मामला और बिगड़ सकता है।

कोई उलट-पुलट चीज निगलने पर

छोटे बच्चों की आदत होती है कि वे हर चीज को मुँह में डाल लेते हैं। बटन, मोती, कंचा, सिक्का जैसी चीजें कई बार उनके हलक से नीचे चली जाती हैं। ऐसे में घर पर सभी को चिंता हो जाती है। मन डरता है कि वह चीज भीतर कहीं फँस न जाए। या उससे बच्चे को कोई नुकसान न हो जाए।

कई बार बड़ों के साथ भी ऐसा हो जाता है। मुँह में कोई चीज सँभाली होती है और अचानक वह नीचे चली जाती है।

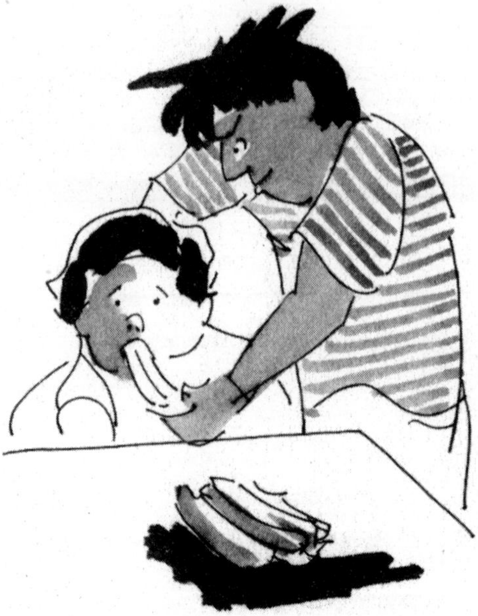

छोटी, बिना चुभनेवाली चीज निगलने पर

क्या करें–

- हड़बड़ाहट न दिखाएँ। सूझबूझ से काम लें। यदि चीज छोटी और गोल है, तो वह अपने आप पाखाने के रास्ते बाहर चली जाएगी। इसमें एक-दो दिन का समय लग सकता है।
- नरम चीजें, जैसे केला, डबल रोटी आदि

खाना उपयोगी हो सकता है। पानी भी अधिक मात्रा में दें।

चेतावनी–यदि निगलने या साँस लेने में कोई तकलीफ हो, तो तुरंत डाक्टरी सलाह लें।

क्या न करें–

- उलटी कराने की कोशिश न करें। इससे बिना बात ही स्थिति बिगड़ सकती है।
- दस्तावर दवा देना भी ठीक नहीं। चीज को अपने से बाहर आने का समय दें।

कोई नोकदार या बड़ी चीज निगलने पर

क्या करें–

- सूई, तार, सेफ्टी पिन या शीशे का मुँह से नीचे चले जाना खतरनाक है। फिर भी घबराएँ नहीं। जल्द-से-जल्द अस्पताल पहुँचें।
- बड़े अस्पतालों में विशेष यंत्र होते हैं। उनसे चीज की सही स्थिति मालूम हो जाती है। एक्स-रे भी लिए जा सकते हैं। फिर चीज को बाहर निकालने की तरकीब लगाई जाती है।

क्या न करें–

- इधर-उधर सलाह लेने में समय न गँवाएँ।
- उसे कुछ खाने-पीने को न दें। हो सकता है, अस्पताल पहुँचते ही डाक्टर ऑपरेशन करना चाहे।

आँख में कुछ गिरने पर

आँख में किसी भी चीज के गिरने पर बहुत तकलीफ होती है। आँख में चुभन होने लगती है और आँसू गिरने लगते हैं। कई बार इसी से आँख साफ हो जाती है। लेकिन अगर चीज आँख में ही रहे, तो पूरी समझदारी से काम लेना होता है।

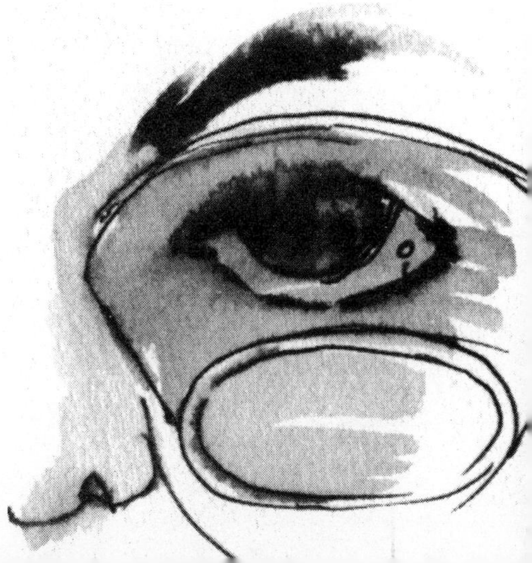

क्या करें–

- एक कटोरी में साफ पानी लें।
- उसे आँख के साथ सटाकर आँख को धोएँ। इससे वह चीज आँख से धुलकर बाहर आ जाएगी।

अगर वह चीज आँख की ऊपरी पलक में छिप जाए, तब यह विधि अपनाएँ–

● किसी दूसरे समझदार आदमी को बुला लें। उसके हाथ साबुन और पानी से धुलवा दें।

● अब अपनी नजर पैरों की तरफ टिका लें।

● दूसरे आदमी से कहें कि वह आपकी ऊपरी पलक को पलटकर देखे। उसके पलक पलटने से भीतर छुपी चीज सामने आ जाएगी। किसी साफ रूमाल के कोने को हलका सा गीला करके वह उसे बाहर खींच ले।

अगर कोई चीज आँख से बिलकुल चिपक जाए तो उससे छेड़छाड़ न करें। आँख को बंद कर उस पर पट्टी बाँध लें और डाक्टर को दिखाएँ।

क्या न करें–

● आँख में कुछ गिरने पर कभी आँख को मलें नहीं। इससे आँख के जख्मी होने का डर रहता है।

● आँख में गिरी हुई चीज को निकालने के लिए कभी किसी नुकीली चीज का इस्तेमाल न करें। ब्लेड या चाकू का इस्तेमाल उसे बुरी तरह जख्मी कर सकता है।

नाक में कुछ फँसने पर

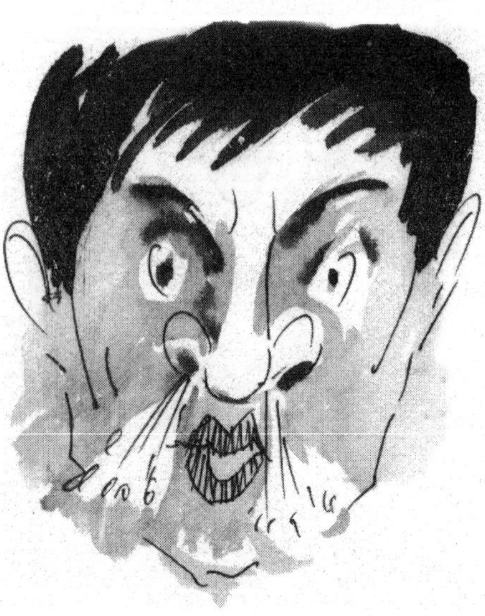

बच्चे खेलते-खेलते कभी अपने नाक में कोई चीज फँसा लेते हैं। बड़ों के साथ भी कभी-कभी ऐसा हो जाता है।

क्या करें–

● आसानी से चीज बाहर आ जाए तो अच्छा है। पर जोर-जबरदस्ती बिलकुल न करें। तुरंत पास के अस्पताल में डाक्टर से मिलें। विशेष औजारों की मदद से डाक्टर उस चीज को आसानी से बाहर खींच सकता है।

क्या न करें–

● चीज को निकालने के लिए अपनी नाक जोर से न सिनकें। इससे नुकसान पहुँच सकता है।

● नाक के भीतर सलाई या कोई और चीज न डालें। इससे चीज नाक के ज्यादा अंदर जा सकती है। नाक में चोट भी आ सकती है।

कान में कुछ जाने पर

बच्चे खेल-खेल में कई बार कान में भी कोई चीज डाल लेते हैं। बड़ों के कान में भी कान साफ करते हुए रुई का फाहा अंदर छूट सकता है। कभी-कभी कोई कीट-पतंग भी कान में घुस जाता है। उसकी घूँ-घूँ और भीतर-भीतर चलना परेशान कर देता है।

उलट-पुलट चीज कान में जाने पर

क्या करें–

● चीज बिलकुल बाहर की तरफ पड़ी होने पर उसे दूसरे की सहायता से निकलवा लें।

● यदि चीज ज्यादा अंदर घुस गई हो तो खुद छेड़-छाड़ न करें। डाक्टर के पास जाएँ। उसी से इसे निकलवाएँ।

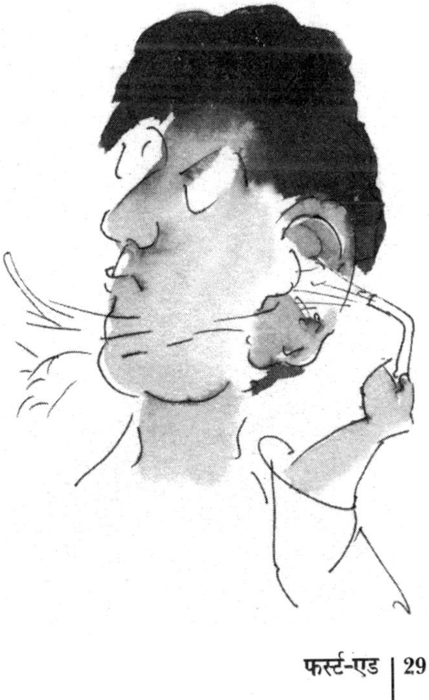

क्या न करें–

● चीज को निकालने के लिए कान के अंदर सलाई न डालें। न ही कोई दूसरा प्रयोग करें।

कान के भीतर की रचना नाजुक होती है। कान के परदे को भी चोट आ सकती है। इससे मामला बिगड़ सकता है।

कान में कीड़ा जाने पर

क्या करें–

● पीड़ित को आराम से कहीं बिठा लें। उसका

सिर दूसरी तरफ झुका लें ताकि जिस कान में कीड़ा है वह ऊपर की तरफ उठा रहे।

● कान में नल का साफ पानी धीरे-धीरे डालते जाएँ। इससे कीड़ा पानी के साथ बाहर आ जाएगा।

● हो सकता है, कोशिश कामयाब न हो। तब अस्पताल जाकर डाक्टर की मदद लें।

क्या न करें–

● कान का परदा पहले से फटा हुआ हो, तो कान में पानी, तेल आदि न डालें। डाक्टर से ही मिलें। तब तक उसका धीरज बनाए रखें।

कान का दर्द

कान में कई कारणों से दर्द उठ सकता है। भीतर पीप पड़ सकती है। जुकाम, टान्सिल सूजने या खसरा होने पर कान का परदा अंदर खिंच सकता है। कान में फुंसी हो सकती है। दाँत की तकलीफ से भी कान दर्द हो सकता है। पहाड़ चढ़ते-उतरते समय भी कान का परदा अंदर खिंच सकता है।

पीप पड़ने पर भीतर चबक-चबक होती है। तेज दर्द भी हो सकता है। बेचैनी होने लगती है। बुखार आ जाता है। कान से पीप बहकर बाहर आ सकती है।

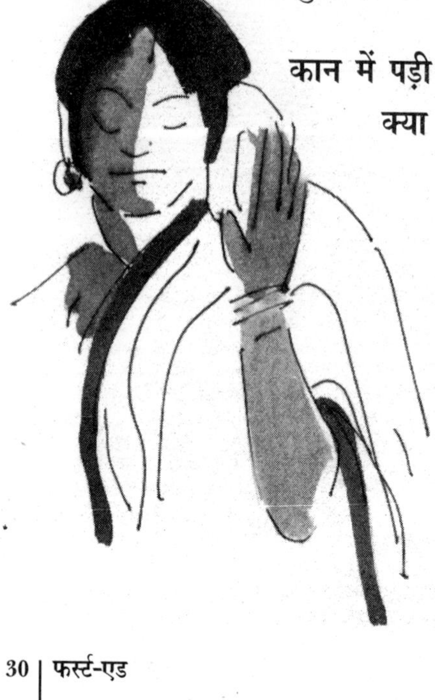

कान में पड़ी पीप से उठे दर्द में क्या करें–

● बच्चे को पैरासिटामोल सिरप की एक खुराक दे दें। बड़ा आदमी पैरासिटामोल की दो गोलियाँ ले सकता है।

● गरम पानी कर, उसे बोतल में भर लें। बोतल को तौलिए में लपेट लें। उसे कान पर रखें। इससे आराम पहुँचेगा।

● हो सकता है, उठकर बैठने से आराम मिले। ऐसा हो तो लेटने की बजाय बैठे रहें।

● डाक्टर से मिलें। कान में पीप पड़ना

छोटा-मोटा रोग नहीं। उसे नजरअंदाज करना घातक हो सकता है।

क्या न करें–

- कान में गरम तेल या कोई दूसरी चीज न डालें। इससे मामला बिगड़ सकता है।

कान का परदा खिंचने पर

क्या करें–

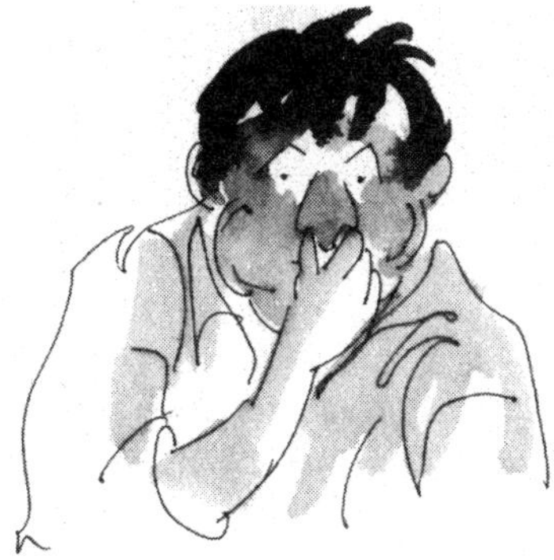

- मुँह बंद रखें। नाक को उँगली और अँगूठे के बीच भींच लें और फिर भिंची हुई नाक को फुलाएँ।
- इस समस्या से बचा भी जा सकता है। पहाड़ से उतरते समय सफर में गोली चूसते रहें।

साँप के काटने पर

हर साल सैकड़ों लोग साँप के काटने से मर जाते हैं। समय से ठीक इलाज मिल जाए, तो प्राण बचाए जा सकते हैं। यों भी हर साँप जहरीला नहीं होता। हो सके तो इसकी पहचान कर लेनी चाहिए कि किस नस्ल के साँप ने काटा है। इससे उसके जहर को तोड़नेवाली सही दवा दी जा सकती है।

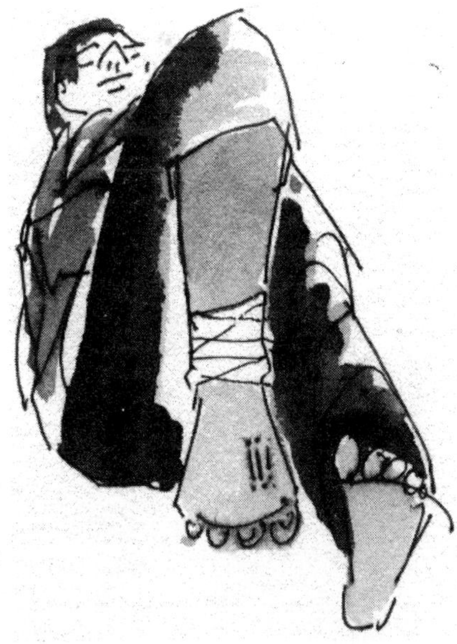

क्या करें–

- जिसे साँप ने काटा है, उसका धीरज बँधाएँ। हिम्मत दें। यह विश्वास जगाएँ कि उसे कुछ नहीं होगा।
- जहाँ साँप ने डंक मारा हो, उस भाग को साबुन और पानी से धो लें।
- इस अंग को बिलकुल हिलाएँ-डुलाएँ नहीं। अगर पाँव पर काटा गया है, तो उस आदमी के लिए चलना भी मना है। उसे स्ट्रेचर, तख्ते या खाट पर अस्पताल ले जाएँ।
- डंक के थोड़ा ऊपर, अंग पर कपड़ा बाँध दें।

इसके कसे रहने से जहर शरीर में नहीं फैलता। इसे कसते समय बीच में एक लकड़ी की डंडी भी साथ कस दें। ताकि खून का दौरा कुछ-कुछ बना रहे।

- यह कपड़ा हर 30 मिनट बाद एक मिनट के लिए जरूर खोल दें। अधिक समय तक खून का दौरा कम रहने से अंग मर सकता है।
- प्राथमिक उपचार के बाद जल्द-से-जल्द अस्पताल पहुँचें। समय से अस्पताल पहुँचे आदमी की जान बचाई जा सकती है। देर हो जाने पर दवाएँ काम नहीं कर पातीं।

क्या न करें–

- मिर्च या नीम के पत्ते खा लेने से जहर नहीं मरता। साँप जहरीला हो तो घरेलू इलाज काम नहीं करते। इसलिए उनमें समय नष्ट न करें। हर मिनट कीमती है।
- सपेरों, ओझों, पीर-फकीरों के पास साँप काटे का कोई इलाज नहीं। उनके इलाज से उनमें आस्था रखने वाले रोगी को केवल मानसिक समर्थन प्राप्त होता है, जिसकी भूमिका बहुत सीमित है।
- उस आदमी को किसी भी रूप में शराब न दें। शराब जहर को शरीर में फैलाती है।
- डंक पर चीरा लगाना लाभ नहीं पहुँचाता। इसलिए चीरा न लगाएँ।

बिच्छू का डंक

कुछ ही बिच्छू इतने जहरीले होते हैं कि आदमी के प्राणों के लिए खतरा बनें। अकसर डंक की जगह दर्द होता है, लाली हो जाती है और सूजन आ जाती है। जहर का जोर अधिक हो तो हालत एकदम ही बिगड़ सकती है।

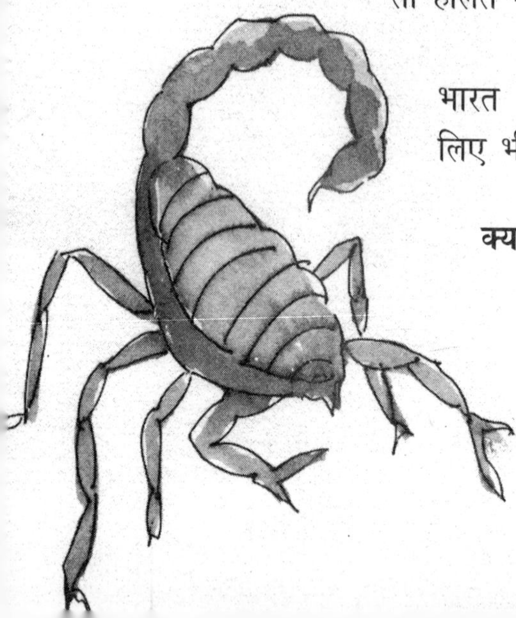

बच्चों में मामला बिगड़ते देर नहीं लगती। दक्षिण भारत में भी बिच्छुओं की ऐसी नस्लें हैं, जिनका काटना बड़ों के लिए भी मौत बन सकता है।

क्या करें–

- डंकवाले स्थान को अच्छी तरह धो दें।
- तुरंत डाक्टरी सहायता लें।
- दवा की दुकान से जायोलोकेन का टीका ले लें। इसे

काटे हुए अंग पर लगाएँ। दर्द से राहत मिलेगी।

● प्याज का टुकड़ा ले लें। इसे काटकर डंकवाले स्थान पर रगड़ें। दर्द कम हो जाएगा।

क्या न करें–

● डंक लगने की बात नजरअंदाज न करें। हालत बिगड़ने से पहले डाक्टरी सहायता लेना जरूरी है।

मकड़ी का डंक

मकड़ी का डंक खतरनाक नहीं होता। उसके जहर से जलन और पेशियों में दर्द उठता है। प्राण नहीं जाते।

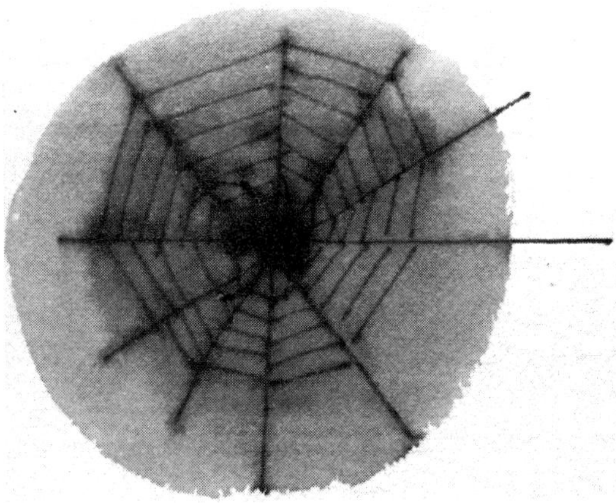

क्या करें–

● डंकवाले स्थान को धो दें।

● दर्द दूर करने के लिए कोई दवा ले लें।

● मांसपेशियों में दर्द हो तो गरम पानी का सेंक करें।

● ज्यादा तकलीफ हो तो डाक्टर से मिलें। मांसपेशियों को आराम देने के लिए वह टीका लगा सकता है!

मधुमक्खी और ततैये का डंक

मधुमक्खी और ततैये का डंक कुछ ही लोगों में खतरनाक होता है। जिन्हें इससे एलर्जी होती है, उन्हें ही खतरा रहता है। लेकिन डंकवाले स्थान में दर्द और सूजन हर किसी को होती है।

क्या करें–

● डंक को चाकू से खुरच दें। दबाकर निकालने की कोशिश बिलकुल न करें। दबाने से वह और अधिक अंदर चला जाता है।

● मधुमक्खी का जहर ठंडा करने के लिए सोडा या नीली दवा लगाएँ। ततैये के काटे पर सिरका या नींबू का रस लगाएँ। इससे जहर बेअसर हो जाएगा।

● जिसे एलर्जी हो, उसे तुरंत डाक्टरी सहायता चाहिए। एड्रेनालिन और कोर्टिसोन के दो टीके लगने से उसकी जान बच सकती है।

कुत्ते या किसी जानवर के काटने पर

किसी भी गरम खूनवाले जानवर का काटना जीवन के लिए खतरा बन सकता है। कुत्ते, बिल्ली, लोमड़ी, भेड़िए, सियार, गीदड़, चमगादड़ और घूस के काटने पर इलाज कराना जरूरी है। जिस जानवर का व्यवहार अजीब हो, कभी बिलकुल चुप कभी उग्र हो जाए, चिड़चिड़ापन दिखाए, उसके काटने का तुरंत इलाज बहुत जरूरी है। जानवर को रेबीज हो तो उसके काटे का तोड़ तभी हो सकता है। ठीक-ठीक प्राथमिक उपचार और समय से रेबीज-रोधी टीके लगवाकर ही इस प्राणलेवा रोग से बचा जा सकता है। देर हो जाने पर कोई इलाज काम नहीं करता।

जानवर का चाटना भी रेबीज पैदा कर सकता है। उसे नजरअंदाज नहीं करना चाहिए।

क्या करें–

● घाव को तुरंत साबुन-पानी से धोएँ। अगर साबुन न मिले, तो खूब सारे पानी से ही धो दें। नल की धार सीधी ही घाव पर छोड़ दें। अगले पाँच मिनट तक उस पर पानी चलने दें।

● घाव पर स्पिरिट लगाएँ या फिर टिंचर आयोडिन।

● घाव को खुला रखें। घाव बड़ा होने पर भी आमतौर से टाँके नहीं लगाए जाते।

● पास के अस्पताल में संपर्क करें। डाक्टर आगे के इलाज का फैसला करेगा। सलाह लेने में देर करना ठीक नहीं।

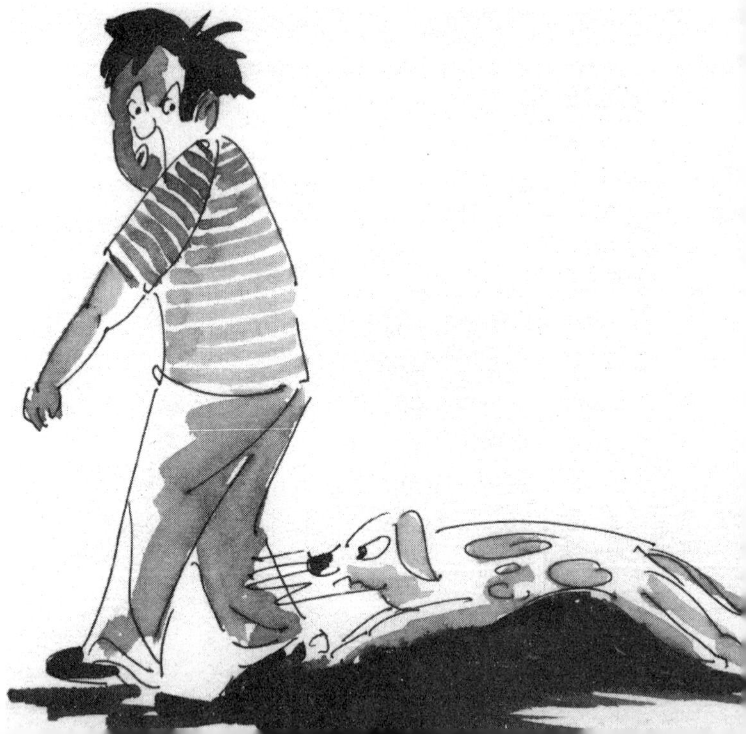

क्या न करें–

- घाव पर मिर्च या हलदी का लेप न लगाएँ। इससे जहर नहीं मरता।
- घाव पर कारबोलिक एसिड न लगाएँ। पहले यह दवा लगाई जाती थी। पर अब इसकी सलाह नहीं दी जाती। इससे त्वचा जल जाती है और गहरे निशान पड़ जाते हैं।
- इलाज को बीच में न छोड़ें। डाक्टर जितने टीके बताएँ, पूरे करें।

दौरा पड़ने पर

दौरा कई कारणों से पड़ सकता है। बच्चों में तेज बुखार और उलटी-दस्त होने पर भी दौरा हो सकता है। बड़ों में कई तरह के मस्तिष्क के रोग यह स्थिति पैदा कर सकते हैं। लेकिन दौरा पड़ने का सबसे आम कारण मिरगी है।

दौरा पड़ने पर शरीर में अजीब तरह की ऐंठन होती है। बेहोशी आ जाती है। आँखें ऊपर की ओर चढ़ जाती हैं। हाथ-पाँव बेकाबू होकर मुड़ते-तुड़ते हैं। इसे देख मन में तरह-तरह की बातें उठ आती हैं। लेकिन दौरा किसी जादू-टोने, भूत-प्रेत या दैवी प्रकोप से नहीं होता। उसका कोई ठोस कारण होता है।

जरूरत क्या है–

- दौरे के बीच बेसुध हाल में रोगी को कोई चोट न लगे।
- जब उसे होश आए तो उसकी ठीक से देखभाल हो।

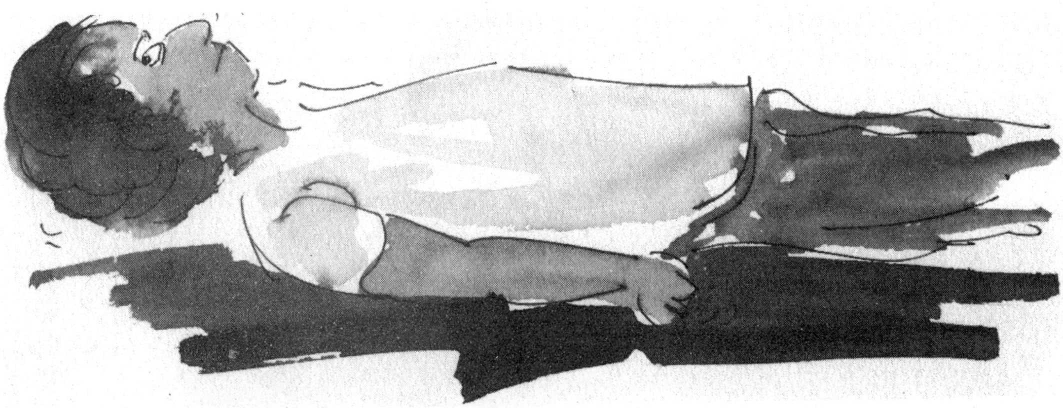

क्या करें–

● उसे गिरता देखें तो उसे चोट से बचाने की कोशिश करें। उसके आसपास कोई तेज धारवाली चीज न पड़ी रहने दें। पास में आग, पत्थर या कोई दूसरा संकट दिखे, तो उसकी रक्षा करें।

● आसपास जमा लोगों को हटा दें, भीड़ न लगने दें। ताकि उस तक ताजा हवा पहुँच सके।

● दौरे के दौरान उसकी जीभ न कटे, इस पर ध्यान दें। कोई साफ कपड़ा, जैसे रूमाल, गोल लपेट लें। इसे उसके दाँतों के बीच में रख दें। लेकिन चम्मच या कोई ऐसी कठोर चीज मुँह में न डालें। इससे नुकसान हो सकता है।

● दौरा शांत होने पर उसे एक करवट लिटा दें। ताकि भीतर से आई लार, रेशा और बलगम साँस की नली में न जाए।

● जब तक उसकी हालत नहीं सुधरती उसे अकेला न छोड़ें।

● नींद आए तो सोने दें। दौरे के बाद गहरी नींद आ सकती है। उठने पर सिर में जोर का दर्द भी हो सकता है।

ध्यान रहे–

आमतौर से दौरा दो-तीन मिनट में खत्म हो जाता है। यदि दौरा लंबे समय तक हो तो डाक्टरी मदद जरूरी होती है। डाक्टर दौरे को शांत करने का टीका लगाकर हालात सँभाल सकता है।

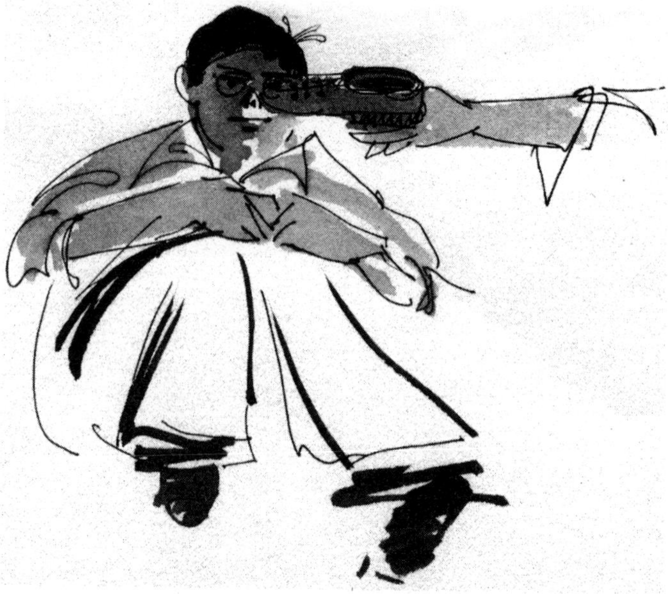

क्या न करें–

● दौरे की हालत में रोगी के मुँह में कुछ न डालें। पानी भी नहीं।

● जब तक कि कोई खतरा न हो, उसे उठाएँ या हिलाएँ-डुलाएँ नहीं।

● उसे दौरे के दौरान पकड़ने की कोशिश न करें। न ही दौरा रोकने के लिए हाथ-पाँव पकड़ें। दौरे की हालत में इससे उसे और आपको चोट आ सकती है।

● जूता या चमड़ा सुँघाना दौरे का इलाज नहीं है। ऐसा न करें। दौरा दो-तीन मिनट में स्वयं शांत हो जाएगा।

ध्यान रहे–

दौरा शांत होने पर भी डाक्टर से सलाह जरूर लें। दौरा क्यों पड़ा, यह जानने के लिए डाक्टरी जाँच जरूरी है। फिर दौरा न पड़े, इसके लिए दवा लेना भी जरूरी होता है। यह दवा कई साल तक लेनी पड़ सकती है।

मांसपेशी की ऐंठन

कभी-कभी शरीर के किसी अंग की मांसपेशी में अचानक ऐंठन आ जाती है।

क्या करें–

पैर की ऐंठन में

● उसे खड़ा होने को कहें। वह अपना वजन पैर के पंजेवाले भाग पर रखे। जब ऐंठन कम हो, पैर की मालिश करें।

पिंडुली की ऐंठन में

● उसकी टाँग और घुटना सीधा कर लें। फिर उसके पैर के पंजे पर नीचे से दबाव डालें ताकि पंजा ऊपर टाँग की तरफ जाए।

● मांसपेशियों की मालिश करें।

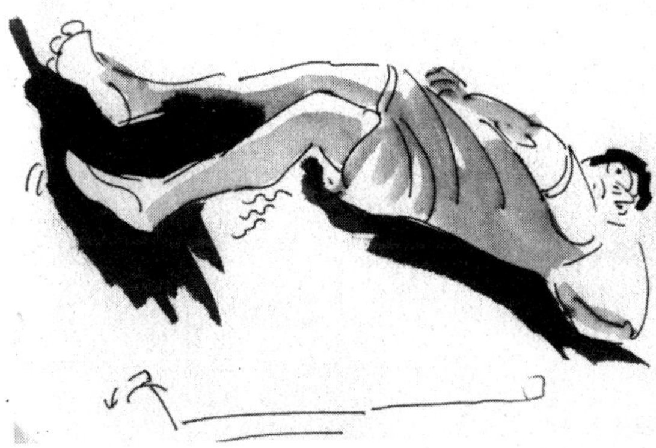

जाँघ के पीछे की मांसपेशी की ऐंठन में

● टाँग को घुटने पर पीछे की तरफ मोड़ें।

● मांसपेशी की मालिश करें।

नकसीर

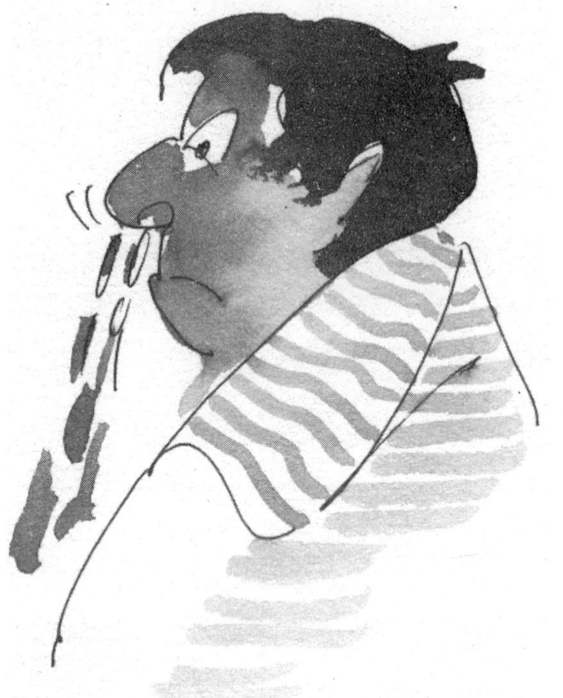

नाक से खून निकलने पर परेशान न हों। धीरज से काम लें। खून बंद करने के लिए उपाय करें।

क्या करें–

- आराम से आगे की तरफ सिर झुका कर बैठ जाएँ।
- उँगलियों से नाक को 10-15 मिनट तक भींच कर रखें।
- खून आना बंद हो जाए तो नाक को सिनके नहीं।
- खून आना बंद न हो, तो अगली तरकीब लगाएँ–नाक के दोनों छेदों में वैक्सीन से भीगी रुई भर दें। रुई का एक किनारा बाहर रखें ताकि बाद में उसे आसानी से निकाल सकें।
- रुई डालने के बाद नाक को फिर से भींच लें। 10-15 मिनट तक नाक को दबाए रखने से नकसीर प्रायः बंद हो जाती है।
- नकसीर बंद होने के कुछ घंटों बाद तक रुई को नाक में ही रहने दें। फिर सावधानी से उसे निकाल लें।
- बार-बार नकसीर छूटे, तो डाक्टर से सलाह लें।

क्या न करें–

- नाक में उँगली न डालें।
- नकसीर बंद होने के बाद नाक में जमा खून की पपड़ी को छीलें नहीं। इससे नकसीर फिर से शुरू हो सकती है।

दाँत का दर्द

दाँत का दर्द अकसर दाँत में कीड़ा लगने से होता है। दाँत में चीस लगती है। ठंडी या गरम चीजें खाने-पीने से दाँत में तकलीफ होती है। साँस में बदबू आती है। मसूड़े में सूजन भी हो सकती है।

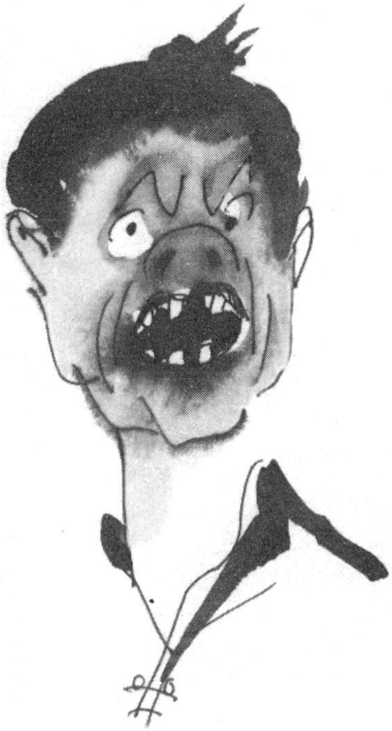

क्या करें–

- दाँत में कुछ फँसा हो तो उसे ब्रश से साफ कर लें।
- गरम पानी में नमक डालकर उसे मुँह में चलाएँ।
- बच्चा हो तो उसे पैरासिटामोल सिरप की एक खुराक दें। बड़ा हो तो पैरासिटामोल की दो गोलियाँ ले ले।
- मुँह में लौंग रख लें। उसे चबाएँ। लौंग का तेल दर्द से राहत दे सकता है।
- गरम पानी की बोतल मुँह से सटाकर रखें। इससे भी दर्द में राहत मिलेगी।
- बैठने पर आराम मिले तो सिरहाना ऊँचा कर लें।
- दाँत के डाक्टर से सलाह लें। दाँत में कीड़ा हो तो उसका इलाज जरूरी है।

फर्स्ट एड का बक्सा

हर घर में एक फर्स्ट एड का बक्सा हमेशा तैयार रखना चाहिए ताकि जरूरत पड़ने पर चीजों के लिए इधर-उधर भागना न पड़े। इस बक्से में निम्नलिखित चीजें होनी जरूरी हैं :

काम की चीजें

थर्मामीटर
छोटी टॉर्च
हॉट वॉटर बैग
छोटी कैंची
चिमटी (ट्वीजर)

पट्टी के लिए जरूरी चीजें

जीवाणु-रहित 4″×4″ की पट्टियाँ
बाँधने के लिए 2″ चौड़ी पट्टी
चिपकने वाली 1″ चौड़ी टेप
क्रेप (इलास्टिक) बेंडेज

दवाएँ

एंटिसेप्टिक घोल जैसे सेवलॉन या डेटोल
एंटिसेप्टिक क्रीम जैसे नियोस्पॉरिन
बच्चों के लिए पैरासिटामोल सिरप
(दर्द-निवारक के रूप में)
बड़ों के लिए पैरासिटामोल/निमूलिड की गोलियाँ
जीवन रक्षक घोल का पाउडर

जरूरी फोन नम्बर

इमरजेंसी 102
फेमिली डॉक्टर
स्थानीय अस्पताल
एम्बूलेंस